O CÓDIGO DA CURA

Dr. Bruce Forciea

O CÓDIGO DA CURA

Uma nova e revolucionária abordagem sobre saúde, cura, energia vital e por que ficamos doentes

Tradução
EIDI BALTRUSIS CARDOSO GOMES

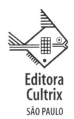

Editora
Cultrix
SÃO PAULO

Título original: *Unlocking the Healing Code.*

Copyright © 2007 Dr. Bruce Forciea.

Publicado originalmente por Llewellyn Publications, Woodbury, MN 55125, USA – www.llewellyn.com

Todos os direitos reservados. Nenhuma parte desta obra pode ser reproduzida ou usada de qualquer forma ou por qualquer meio, eletrônico ou mecânico, inclusive fotocópias, gravações ou sistema de armazenamento em banco de dados, sem permissão por escrito, exceto nos casos de trechos curtos citados em resenhas críticas ou artigos de revistas.

A Editora Pensamento-Cultrix Ltda. não se responsabiliza por eventuais mudanças ocorridas nos endereços convencionais ou eletrônicos citados neste livro.

Coordenação editorial: Denise de C. Rocha Delela e Roseli de S. Ferraz
Preparação de originais: Melania Scoss
Revisão: Claudete Agua de Melo

Nota: As práticas, técnicas e conceitos descritos neste livro não devem ser usados como alternativa ao tratamento médico profissional. Este livro não pretende dar qualquer diagnóstico médico, tratamento, prescrição de medicamentos ou sugestão em relação a qualquer doença humana, dor, lesão, deformidade ou condição física. O autor e editor deste livro não são responsáveis de forma alguma por qualquer prejuízo que possa ocorrer por meio de quaisquer conceitos, instruções ou recomendações nele contidas. Recomenda-se que antes de iniciar qualquer prática de cura que você consulte seu médico para determinar se você está clínica, física e mentalmente apto para realizar a prática.

Dados Internacionais de Catalogação na Publicação (CIP)
(Câmara Brasileira do Livro, SP, Brasil)

Forciea, Bruce
  O código da cura : uma nova e revolucionária abordagem sobre saúde, cura, energia vital e por que ficamos doentes / Bruce Forciea ; tradução Eidi Baltrusis Cardoso Gomes. – São Paulo: Cultrix, 2011.

  Título original: Unlocking the healing code.
  Bibliografia.
  ISBN 978-85-316-1113-1

  1. Cura 2. Medicina alternativa 3. Teoria da informação I. Título.

11-01946   CDD-613

Índices para catálogo sistemático:

1. Cura informacional: Medicina alternativa   613

O primeiro número à esquerda indica a edição, ou reedição, desta obra. A primeira dezena à direita indica o ano em que esta edição, ou reedição, foi publicada.

Edição	Ano
1-2-3-4-5-6-7-8-9-10	11-12-13-14-15-16

Direitos de tradução para o Brasil
adquiridos com exclusividade pela
EDITORA PENSAMENTO-CULTRIX LTDA.
Rua Dr. Mário Vicente, 368 — 04270-000 — São Paulo, SP
Fone: 2066-9000 — Fax: 2066-9008
E-mail: pensamento@cultrix.com.br
http://www.pensamento-cultrix.com.br
que se reserva a propriedade literária desta tradução.
Foi feito o depósito legal.

Para a minha mãe, *in memoriam*, por sua inspiração.

Para Susan, por seu amor.

Para Grace, por sua alegria.

AGRADECIMENTOS

Agradeço às muitas pessoas que me inspiraram e me ajudaram durante a realização deste projeto. Em primeiro lugar, e acima de tudo, à minha esposa Susan, que esteve pacientemente presente durante intermináveis conversas técnicas e apoiou as minhas ideias nos anos que antecederam a publicação deste livro. Também desejo agradecer aos notáveis funcionários da Llewellyn Worldwide pelo reconhecimento do potencial oculto no esboço original – em particular a Carrie Obry, por sua experiência editorial e inspiração no decorrer de todo o projeto. Agradecimentos especiais a Stephanie Golden, pela edição da versão inicial do manuscrito, e a Lee Sauer, do Moraine Park Technical College, por suas sugestões nos estágios iniciais do desenvolvimento. Por último, obrigado a vocês que partilharam comigo suas histórias de cura, de maneira que será possível a todos aprender com suas experiências.

SUMÁRIO

Introdução 11

1: O Dia dos Cadáveres 19
2: Estruturas e Canais de Informação 29
3: O Código Revelado 41
4: Ressonância entre os Relacionamentos Curativos 53
5: O Misterioso Canal Não Local 65
6: A Utilização do Canal Não Local 79
7: O Canal da Mente-Corpo 93
8: A Utilização do Canal da Mente-Corpo 109
9: O Canal Molecular 129
10: O Canal de Energia 143
11: A Utilização das Chaves 159
12: Relatos de Cura 169
13: O Futuro da Cura Informacional 183

Notas 189
Referências Bibliográficas 193
Glossário 197

INTRODUÇÃO

Ataque do coração! Foi isso que me veio à mente quando, certa noite, estava deitado na cama com o coração batendo forte, dor no peito, transpirando muito e sentindo tontura. Eu estava sozinho na Austrália, a 15 mil quilômetros de casa. Fiz um esforço para alcançar o telefone e ligar para uma das poucas pessoas que conhecia no país. Fiquei imaginando se iria perder a consciência.

Meu amigo veio me socorrer. A ida ao hospital pareceu levar uma eternidade. Negação. A parte lógica do meu cérebro entrou em ação. Como poderia um jovem de 24 anos, com excelente saúde, ter um ataque cardíaco?

Fomos a uma parte de Sidney pela qual eu ainda não tinha passado desde que chegara à Austrália um ano antes. O hospital era velho e com uma aparência desoladora. Estranhamente, o pronto-socorro estava vazio. Várias enfermeiras e um residente me atenderam. Eles pareciam ter a minha idade. Eu estava assustado e com a respiração muito rápida. Um eletrocardiograma, exames de sangue e uma radiografia do tórax deram resultados negativos. A dor, as palpitações, a transpiração e a tontura pararam depois de cerca de duas horas. Estava terminado. Nenhum enfarte. Alívio. Uma noite no hospital, seguida de alta e um diagnóstico de taquicardia paroxística (frequência cardíaca muito alta, de origem desconhecida).

Duas semanas e mais de 30 ataques depois, percebi que aquele problema não ia desaparecer. De um jovem e saudável atleta, eu tinha me transformado em uma pessoa incapacitada e neurótica, que vivia com medo. Sentia-me condenado. Eu me tornei obcecado com a minha pulsação, a qual media talvez 50 vezes por dia. Dormia com o telefone ao lado. Emagreci.

Eu buscava a cura. Durante os meses seguintes fiz várias viagens de ônibus que me levaram a médicos, especialistas e a um psicólogo. Os diagnósticos mudavam constantemente: inflamação do coração, infecção da membrana que envolve o coração, síndrome do pânico, arritmia e até mesmo câncer. Apesar da ajuda de profissionais de saúde altamente qualificados, não obtive qualquer resposta definitiva.

Como o meu visto estava para expirar e a saúde tinha piorado, voltei para os Estados Unidos. Devido à fraqueza, tive de parar e me sentar várias vezes no chão do terminal aéreo até conseguir embarcar no avião. Quando cheguei em minha cidade, fui hospitalizado. Nessa ocasião, depois de vários dias no hospital, o diagnóstico foi de síndrome de Barlow. Isso significava que uma das válvulas do meu coração não estava funcionando corretamente, o que provocava os ataques.

Os médicos prescreveram medicamentos para controlar os batimentos cardíacos, assim como a minha ansiedade. A cura seria considerada completa quando a frequência cardíaca se encontrasse dentro dos índices normais. Claro, os medicamentos agiam no sentido de desacelerar os batimentos e normalizar o coração, mas eles também produziam efeitos colaterais. Estes variavam de cansaço crônico a pesadelos sobre a morte.

Eu não tinha uma boa qualidade de vida, mesmo tomando remédios e com os sintomas sob controle. Eu sempre voltava às mesmas reflexões que fizera na Austrália. Isto é, me perguntava se, de alguma maneira, meu ser como um todo havia criado a doença. E se eu tivesse desempenhado um papel na minha doença que fosse além do diagnóstico médico e do tratamento dos sintomas? Nesse caso, sabia que precisava compreender, a partir de outra perspectiva, como a cura ocorre.

Voltei-me para o mundo da medicina alternativa em busca de uma resposta. Nele, descobri vários sistemas de tratamento ligados a uma filosofia universal. A medicina alternativa é fundamentada na filosofia do *vitalismo*.

Os que aceitam o vitalismo acreditam numa força vital que permeia toda a vida. Algumas pessoas a chamam de *chi*, outras de *prana* e outras, ainda, de energia. A presença da força vital é o que distingue o que está vivo daquilo que não está. Os sistemas alternativos de cura atuam no sentido de dar apoio à força vital.

A ciência tem dificuldade para aceitar o vitalismo. Ela nunca foi capaz de medir a força vital ou mesmo uma energia vital. Por exemplo, alguns terapeutas afirmam estar enviando energia de cura para o corpo, mas essa energia não está sob alguma forma conhecida pela ciência. Os cientistas ainda não chegaram a medir a força vital, contudo muitos desses sistemas de cura continuam a funcionar. Eu também tinha dificuldade de compreender uma coisa que não conseguia ver ou avaliar. Achava que devia haver algo mais profundo, algo oculto sob a ideia de uma força vital. Esperava encontrar um processo subjacente que pudesse ser explicado pela ciência e pudesse responder pela força vital.

Concentrei-me na ciência com o objetivo de obter essa resposta. A ciência tem uma visão da vida baseada numa filosofia diferente da do vitalismo. No âmago da ciência e da medicina está o materialismo mecanicista. De acordo com essa concepção, a vida surgiu da matéria. Não existe uma força vital oculta, nenhuma energia viva. A vida é considerada como um processo autossustentável que produz estruturas complexas. Existem outros processos no universo capazes de criar estruturas complexas. Cristais, redemoinhos e tornados são exemplos desses processos. Portanto, o que é tão diferente a respeito da vida? Os vitalistas afirmam que não há força vital nessas estruturas inanimadas.

Entretanto, a ciência, talvez sem estar consciente disso, *tem* uma resposta para o mistério da força vital. Essa resposta encontra-se profundamente escondida no processo da vida. Não foi descoberta até a metade do século XX. Proveio de uma disciplina que é em parte ciência, em parte matemática. Essa disciplina é conhecida como Teoria da Informação.

A resposta da ciência deriva do conceito de informação. Não a informação sobre a qual você ou eu pensamos quando lemos um livro-texto ou um manual de instruções, mas um tipo de informação pura, que existe à nossa volta. Pode ocorrer que, por trás de toda a matéria e energia no universo, haja um campo onipresente de informação. Os físicos descobriram um campo dessa natureza e o chamam de "campo do ponto zero" (CPZ). O CPZ consiste em um mar de partículas subatômicas que entram e saem da existência. O CPZ também produz ondas que transportam a informação numa velocidade maior que a da luz. Foi desse campo de informações que a vida se originou e continua a evoluir para níveis superiores de complexidade.

A vida é diferente dos sistemas inanimados devido à sua capacidade de capturar e integrar essas informações do ambiente. Ela o faz utilizando-se de mecanismos engenhosos, desenvolvidos em todos os seres vivos. Por exemplo, o nosso corpo requer um constante suprimento de energia para poder sobreviver. Grande parte dessa energia se apresenta sob a forma de uma molécula portadora de energia, chamada trifosfato de adenosina (ATP). As células do nosso corpo extraem a energia dos alimentos que comemos e a armazenam no ATP. Essa molécula tem dois estados principais; um armazena a energia e o outro libera a energia. Os dois estados do ATP contêm diferentes quantidades de informação. O ATP contém mais informações no estado de armazenamento de energia. As informações podem então ser transferidas para o nosso corpo. Este as usa para crescer; e, à medida que cresce, nosso corpo se torna mais complexo.

A vida necessita de um constante suprimento de informações para existir. Se houver falta de informações ou problemas com os mecanismos de coleta de informações, o organismo morre.

Depois de muitos anos de estudo, dois diplomas universitários e uma carreira como quiroprático, eu finalmente cheguei à seguinte compreensão:

A essência da força vital é a informação

e,

na base de todos os sistemas de cura, está a transferência de informações.

A informação é o elo entre o materialismo mecanicista e o vitalismo. É a conexão entre os sistemas de cura convencionais e os alternativos. A cura e a vida nada mais são que manifestações do mesmo processo. O mesmo ocorre com a doença e a morte. Todos os sistemas de cura podem ser compreendidos em termos de informação.

Meu processo de recuperação foi lento. Foi *não linear*; em outras palavras, minha cura parecia progredir subitamente de um nível para o seguinte, em contraste com um progresso lento e constante.

Eu recebi informações de cura de diversas fontes. Estas incluíram medicamentos, nutrientes, ervas, várias técnicas de cura da mente-corpo e até mesmo a minha fé. Cada dado de entrada, embora vindo de uma fonte totalmente diferente, conseguia de alguma maneira transferir informações de cura para mim. Integrei essas informações, o que me permitiu evoluir para níveis mais elevados de funcionamento.

Usei informações moleculares na forma de medicamentos. Um desses remédios, um betabloqueador, reduziu a minha frequência cardíaca, de maneira que o coração não se apresentasse tão irregular. No início, pensei que isso contradizia o conceito de apoio ao meu corpo físico por meio de informações de cura, pois os medicamentos tendem a suprimir os sintomas. Contudo, o meu corpo precisava de uma pausa em relação aos constantes sintomas. O medicamento possibilitou esse descanso muito necessário, de modo que outras fontes de informações de cura pudessem ser mais eficazes.

Suplementei os medicamentos com outras fontes moleculares de informação, incluindo nutrientes. Um desses nutrientes que percebi ter realmente ajudado foi a coenzima Q10. Esse nutriente auxilia as células, especialmente as células cardíacas, a produzirem energia. Tem sido usado com bastante sucesso no tratamento de insuficiência cardíaca congestiva, sendo bastante popular no Japão. No meu caso, o nutriente atuou no sentido de ajudar a função cardíaca, permitindo ao coração se recuperar.

Eu também usei informações sob a forma de energia mecânica. Descobri que os alinhamentos da quiropraxia eram muito úteis para que o meu corpo funcionasse melhor. A quiropraxia é baseada no princípio de que um bom equilíbrio do sistema esquelético e muscular permite um fluxo melhor de informações através dos nervos, além de possibilitar um acúmulo menor de stress geral no corpo. Uma grande quantidade de informações é transferida pelas mãos de um profissional capacitado.

Usei minha mente como fonte de informações, por intermédio da prática de várias técnicas de cura da mente-corpo, como a visualização criativa e a imagem mental. A mente pode ser uma fonte muito potente de informações de cura, pois está interligada com praticamente todas as partes do corpo, via sistema neuroendócrino. Eu também criei uma ligação com níveis mais elevados de informação por meio da intenção de cura. Isso permitiu uma transferência instantânea de informações do consciente.

Finalmente, progredi para um estado de recuperação, no qual os sintomas primeiramente diminuíram e depois desapareceram por completo. Evoluí para um nível de funcionamento em que não havia mais o problema de saúde. O processo demorou cerca de dez anos. Percebi que os sintomas não eram os únicos problemas que deixaram de existir. Minha vida inteira estava melhor, mais aperfeiçoada, mais satisfatória. Muitos dos antigos padrões de comportamento que levaram à doença tinham desaparecido. O meu raciocínio estava mais claro e se processava mais corretamente. Houve uma profunda mudança no âmago do meu ser. Essa mudança num nível tão profundo resultou de um tipo de aprendizado que ocorreu com a imersão nas informações.

A cura foi confirmada alguns anos depois de eu ter me formado, quando vários exames médicos revelaram que tudo estava normal. Minha recuperação não marcou o fim da minha jornada, mas o início de uma nova fase. Eu queria aprender mais sobre o processo de transferência de informações.

Durante essa nova fase tive oportunidade de conversar com profissionais da área da saúde, ligados a diversas disciplinas. Pude perceber o entusiasmo em suas vozes quando relatavam ter sido bem-sucedidos com os pacientes. O que me surpreendeu foi o fato de *todos eles terem histórias de sucesso* para contar. Quando compreendi a cura em termos de informação, comecei a ver que esses sistemas de cura tinham a mesma essência. Todos envolviam a transferência de informações. Também obtive uma maior compreensão de minha própria cura. Eu havia integrado as informações de todas essas fontes, progredindo para um nível superior de funcionamento, *sem a doença.*

Passei a me dedicar ao desenvolvimento de um sistema de cura baseado na transmissão de informações. Até agora foram seis anos realizando esse trabalho. Estou constantemente trabalhando nesse sistema e incorporando-o à minha prática de quiropraxia. Este livro é resultado desse processo e apresenta um sistema de cura que pode ser usado por qualquer pessoa. Ele integra ideias da física, da biologia molecular, da medicina, da psiconeuroimunologia, da medicina alternativa e da teoria da informação. Esse sistema contém inúmeras técnicas que usei pessoalmente, em meu próprio tratamento, e com pacientes. Apresenta uma teoria unificada da cura que explica os sistemas das medicinas convencional e alternativa em termos de um único processo subjacente. Todos os sistemas de tratamento englobam o fluxo de informações, independentemente de o terapeuta ser um médico formado em Yale ou um xamã do Tibete.

Dei ao novo sistema o nome de *cura informacional.* A cura informacional consiste em sete princípios, aos quais me refiro como *chaves.* As informações de cura estão à nossa volta, mas para usá-las efetivamente precisamos compreender e utilizar as chaves. Estas nos permitem acessar esse suprimento ilimitado de informações de cura. As chaves são abordadas no Capítulo 3. Os Capítulos 1 e 2 fornecem importantes informaçõcs básicas, necessárias para a compreensão das chaves.

Um conceito significativo é o de que as informações de cura fluem de uma fonte para um receptor através de um canal. O Capítulo 4 explica como entrar em ressonância com as fontes de informações de cura. Os Capítulos 5 a 10 descrevem com detalhes cada um dos canais de cura e incluem exercícios para ajudar você a utilizar cada um dos canais da maneira mais correta e eficiente.

Um dos objetivos fundamentais deste livro é fornecer um sistema de cura que qualquer pessoa possa usar. O Capítulo 11 reúne todo o sistema por meio da apresentação de uma abordagem passo a passo. Há um fluxograma fácil de acompanhar e uma série de planilhas que o ajudam a percorrer as etapas. Finalmente, o Capítulo 13 investiga a direção futura da cura informacional.

Este livro foi escrito para qualquer pessoa que necessite de cura. Você pode adotar os conceitos apresentados aqui e aplicá-los imediatamente. Também verá que este livro é útil para a compreensão, avaliação e elaboração de programas de tratamento que integrem sistemas de cura da medicina convencional e da alternativa. Estamos entrando num novo nível de compreensão do nosso universo em termos de informação, portanto precisamos aplicar essa nova revelação à cura. Quando isso ocorrer, estaremos nos encaminhando para um sistema mais completo de cura, no qual terapeutas de todos os sistemas poderão se comunicar e trabalhar com o objetivo comum de desenvolver um sistema unificado de cura.

CAPÍTULO 1

O DIA DOS CADÁVERES

Era um dia quente e úmido no Texas. Ali estávamos nós, uma nova classe de estudantes que iniciava o primeiro trimestre do curso de quiropraxia, esperando nervosamente do lado de fora do edifício de blocos de concreto que abrigava o laboratório de anatomia macroscópica. Tentávamos não deixar que o calor opressivo perturbasse nosso frágil estado de tranquilidade. Aquele seria o dia em que teríamos a nossa primeira aula de dissecação. Estávamos ansiosos, entusiasmados e um pouco assustados com o que a experiência nos traria. Eu observava os meus colegas de classe. Seria essa aula que ia testar os nossos nervos. Que determinaria se possuíamos ou não os requisitos para prosseguir na busca de nossa nova carreira. Eu me perguntava quais de nós não conseguiríamos completar as tarefas do dia, sem falar no curso inteiro de dois semestres.

O dr. Sami apareceu do outro lado das portas de vidro. Rapidamente, destrancou-as e nos fez entrar. "Bem-vindos, senhores... *e* senhoras", ele disse, com um forte sotaque indiano. Formamos improvisadamente uma fila única e atravessamos as grossas portas de vidro. Eu havia passado pelo laboratório alguns dias antes e olhado para dentro; só conseguira ver uma parede de azulejos com o emblema da escola. Os verdadeiros mistérios se encontravam num canto, fora do alcance da visão. Eu ficara imaginando como seria o laboratório. Quantos corpos havia lá? Eles estavam expostos? Eu ficaria chocado ao vê-los? O ambiente era malcheiroso? Essas e muitas outras perguntas atravessaram a minha mente em grande velocidade.

Quando entramos e ultrapassamos o ângulo que escondia o restante do laboratório, eu senti que cada passo me levava para mais perto das respostas às minhas perguntas. Ali, atrás da parede de ladrilhos, havia uma sala espaçosa. Um conjunto estreito e retangular de janelas adornava a parte superior das paredes. Havia fileiras das familiares lâmpadas fluorescentes. O piso de cimento parecia muito limpo. O único odor no ar era um leve cheiro de produtos químicos, algo completamente diferente daquilo que eu esperava. Posicionados em volta da sala havia doze tanques de aço inoxidável. Todos tinham algumas válvulas e alavancas presas a eles, e estavam apoiados sobre rodas. "Até agora, as coisas vão bem", pensei comigo mesmo. Nenhum corpo à vista e o cheiro não era tão ruim.

"Na sequência da fila, vão recitando os números de um a cinco", o dr. Sami nos pediu. Os alunos obedeceram às instruções. Eu acabei recitando o número dois. O dr. Sami apontou para a primeira fila de tanques, no lado direito da sala, e disse: "Os que recitaram o número 'um' venham para cá". Esse primeiro grupo rodeou o tanque. O dr. Sami andou até o segundo tanque e pediu: "Quem recitou o número 'dois', para cá." Eu e os outros "dois" nos reunimos em volta do tanque. Os demais foram encaminhados para os seus respectivos tanques.

Durante esse ritual, os assistentes do dr. Sami haviam entrado na sala. Um deles tinha desaparecido por uma porta que ficava atrás da mesa do professor. O outro permanecera ao lado do dr. Sami. "Este é Bill. Ele é um dos técnicos do nosso laboratório de anatomia macroscópica; Pete é o que está na câmara frigorífica. Agora vão buscar os corpos. Os números 'um' primeiro...", ele declarou com uma voz mais autoritária. Bill assumiu o controle e dirigiu a operação de entrada e saída da sala. Os "um" receberam um homem, os "dois" uma mulher e assim por diante. O primeiro tanque desapareceu, com Pete, para dentro do "congelador". Alguns minutos depois foi a nossa vez. Empurramos o tanque na direção da sala e, ao nos aproximarmos da entrada, os "um" saíram com um grande saco, contendo um corpo, dentro de seu tanque. Dei uma olhada quando passaram por mim. Entramos na câmara refrigerada. Ela era consideravelmente mais fria, mas não fazia frio suficiente para que alguma coisa realmente congelasse. Ao longo de uma das paredes havia uma grande estrutura metálica que parecia um conjunto de prateleiras improvisadas. Lembrei-me das histórias que passavam na televisão sobre crimes, nas quais alguém vai ao necrotério para identificar um corpo. O cadáver está geralmente guardado dentro de uma unidade de armazenamento fechada por uma porta. O legista abre a porta e puxa uma gaveta com o corpo.

A estrutura em questão era semelhante ao descrito acima, mas não havia portas, apenas prateleiras com a aparência de cubículos quadrados. Algumas estavam vazias e outras continham sacos com corpos. Nós observávamos Pete, que havia subido até a parte intermediária das prateleiras. "O grupo anterior recebeu um homem, vocês receberão uma mulher", ele comentara, enquanto escalava as prateleiras. Ele parou diante de uma delas e, depois de examinar seu conteúdo, disse: "Vamos lá. Preciso de ajuda". Olhamos uns para os outros, então eu e um colega nos aproximamos. Pete agarrou o saco e começou a puxá-lo para fora do cubículo. Nós, de maneira hesitante, seguramos o saco e ajudamos Pete a puxar o restante do corpo. O saco era muito pesado e difícil de manejar. Havia ruído de líquido se movimentando dentro dele. Os outros dois membros do grupo se juntaram a nós para colocar o saco e seu conteúdo em nosso tanque. A seguir, voltamos ao nosso lugar no laboratório.

Pete saiu finalmente da câmara de refrigeração e começou a ajudar os diferentes grupos. Ele veio até o nosso grupo e nos disse para remover o corpo do saco. Um de nós pegou um escalpelo e cortou o saco grosso de plástico azul. Ali estava ela, o nosso cadáver. "Vamos passar muito tempo juntos", refleti comigo mesmo.

Observei o corpo com atenção. Seus braços e pernas tinham sido atados com uma corda forte. "É como eles são movimentados... com uma grua", comentou Pete. Percebi que ela parecia muito idosa e frágil, talvez próxima dos 80 anos. Não havia cicatrizes cirúrgicas, exceto pelos cortes nas artérias carótida e femoral, através dos quais o líquido conservante tinha sido injetado. O cheiro de produtos químicos ficou ainda mais forte, fazendo os nossos rostos coçarem.

Olhei para o rosto dela. Tinha a aparência de uma pessoa dormindo. Supus que ela tivesse conservado a expressão facial do momento da morte. Não somente seu corpo tinha sido preservado, mas sua experiência da morte estava gravada em seus traços fisionômicos. Olhei em volta da sala e observei os outros cadáveres. Alguns tinham a expressão de uma pessoa adormecida, mas outros apresentavam uma expressão de dor. Havia um em particular, um homem, cujo rosto estava contraído como se seus últimos momentos tivessem sido de dor insuportável. A aparência de outros era mais serena.

Muitos pensamentos atravessaram minha mente. Ali estava eu, face a face com a morte. Ali estava eu, vivo, parado diante daquela pessoa morta. Eu tivera contato com a morte apenas uma vez na vida. Uma senhora de idade havia se sentido mal num rinque de patinação e morrido logo depois. Eu namorava a enfermeira que fizera na ocasião uma ressuscitação cardiopulmonar (CPR) na paciente, durante os momentos que antecederam a chegada da ambulância. O sentimento que me dominou naquele instante de minha jovem vida foi fugir daquela cena. Eu não queria ter experiência alguma relacionada à morte.

Agora, aqui estava eu, face a face com a morte novamente, porém não havia como escapar neste momento. Eu não tinha apenas de enfrentar aquele dia no laboratório; haveria mais duas sessões de cinco horas na mesma semana e nas semanas seguintes, durante a maior parte do ano. Não, não havia como escapar dessa cena. Ali estava eu, não somente exposto à morte, mas precisando dissecá-la e separá-la em peças para poder aprender sobre a vida. Experimentei um sentimento de gratidão pelo cadáver daquela senhora, por ela ter doado seu corpo.

Quando os outros grupos de alunos abriram seus sacos, percebi uma diminuição no nível de ruído no laboratório. Meus colegas falavam em voz baixa, como se estivessem num velório. Uma reação automática de respeito pelos mortos, eu pensei. Um dos participantes do meu grupo sugeriu que lhe déssemos um nome. Ele propôs "Evelyn". "Ela tem aparência de Evelyn", disse. Nós concordamos com a sua escolha.

Aquela aula marcou o início de minha fascinante jornada pela complexidade do corpo humano. Depois de alguns contatos iniciais com o cadáver, eu logo me acostumei com a visão, os sons e os odores do laboratório de dissecação. Aproveitei todos os períodos em que o laboratório esteve aberto para os alunos. O meu foco durante aquele primeiro ano de estudos foi aprender tanto quanto possível sobre o corpo humano. Houve dias de intensa frustração e tédio, à medida que cada camada de tecido era cuidadosamente separada. Mas eles eram contrabalanceados por dias de investigações e descobertas extraordinárias. Eu sempre aprendia alguma coisa em cada sessão; cada talhe do bisturi e cada pedaço de tecido me transmitiam um conhecimento que eu não obteria por meio de livros didáticos ou de aulas. Trabalhar com um corpo real é um verdadeiro privilégio. Nem todos têm uma experiência desse tipo.

Muitas vezes pensei sobre a diferença entre os seres vivos e os não vivos. Já tinha visto coisas mortas, mas nunca refletira longamente sobre o assunto. Agora, era surpreendido pela ideia de que o corpo estudado constituía nada mais que um invólucro, uma casca. Parecia que o tempo havia parado para aquela pessoa. Ali estavam congelados no tempo todos os sistemas do corpo para que eu os examinasse – nenhum deles funcionaria novamente. O corpo estava lentamente se decompondo. Os fortes produtos químicos que ele continha ajudavam a impedir o processo de decomposição.

Mais tarde conheci o conceito, bastante mórbido, de que todas as coisas neste universo finalmente decaem. Isso obedece a uma lei fundamental, chamada *entropia*. Todos os tecidos, moléculas e átomos estão sujeitos a essa lei. No final, tudo se tornará desorganizado até o ponto da não existência, numa sequência inevitável de acontecimentos, dos quais não há como escapar. *Não* se pode fugir da entropia. Achei difícil aceitar essa visão profundamente niilista de nossa existência. Comecei a estudar os sistemas vivos do ponto de vista da entropia e acabei descobrindo uma coisa surpreendente, que me encheu de esperança. Descobri que os seres vivos, na verdade, contrariam a imutável lei da entropia.

Percebi que, embora o universo prossiga sua evolução para um estado de *desorganização* cada vez maior, os seres vivos evoluem para estados de maior *organização*. Durante seu período de vida, os seres vivos se esquivam da entropia. A vida na Terra, como um todo, também está evoluindo para estados mais elevados de organização. Desde sistemas químicos infinitesimais até vírus e bactérias, e até plantas, insetos, animais e seres humanos, a vida na Terra mantém um crescente processo de organização.

Porém, como isso é possível? Como a vida, um sistema ordenado, pode surgir e existir num sistema de crescente desordem? Essa questão confundiu cientistas e filósofos durante gerações. Na doutrina filosófica conhecida como "vitalismo", seus seguidores acreditavam na existência de uma força vital que permeava todos os seres vivos. A força vital era o que mantinha as coisas vivas, mas ninguém jamais foi capaz de medir essa força misteriosa.

Depois de centenas de anos de estudos, a ciência encontrou finalmente uma resposta para o surgimento da ordem nos seres vivos. A ciência descobriu que a vida era capaz de realizar algo único em relação à entropia. A vida consegue capturar uma coisa especial que existe no ambiente. Esse *algo* especial permite que ela se oponha à entropia. É o que mantém vivos os seres viventes e possibilita à vida evoluir para estados mais elevados de complexidade. Esse algo é a *informação*.

Não se trata da informação que nos vem à mente, como a obtida com a leitura de um jornal ou presente na solução de um problema de matemática, mas um tipo de conhecimento que permeia o universo. Tudo contém diferentes quantidades de informação. As moléculas em nossos alimentos, a energia do Sol e até mesmo o ar que respiramos contêm informações.

Quanto mais complexa for alguma coisa, mais informação ela conterá. Uma simples molécula de água, com seus dois átomos de hidrogênio e um de oxigênio, não contém tanta informação quanto, digamos, uma proteína, que é composta de centenas de moléculas de aminoácidos. A proteína também contém átomos de hidrogênio e oxigênio, porém seu arranjo é diferente. Eles têm um *relacionamento* diferente. A informação se refere a *relacionamentos*. Está ligada à maneira como as coisas estão reunidas. A informação é inerente à estrutura das coisas.

A informação é muito real. A matéria, a energia e a informação estão interligadas. Einstein foi o primeiro a estabelecer a ligação entre a energia e a matéria, com a sua famosa equação $E = mc^2$. "E" representa a energia, "m" é a massa de uma substância e "c" é a velocidade da luz (300 mil quilômetros por segundo). Einstein descobriu que a matéria e a energia são equivalentes e que quantidades muito grandes de energia podem ser extraídas de quantidades muito pequenas de matéria.

A relação entre a energia e a informação só foi encontrada na década de 1960. A descoberta, feita pelo físico Rolf Landauer, aconteceu no campo da ciência da computação e tinha a ver com o modo pelo qual os computadores armazenam as informações. Um computador armazena informações em sua memória. Essa memória pode ser um chip de silício ou uma fita magnética. Ocorre que essas informações são armazenadas na memória de um computador sem que a energia seja usada ou liberada no universo. Podemos até mesmo manipular as informações sem um aumento líquido, ou diminuição, de energia. Contudo, há uma operação que libera energia no universo, sendo impossível realizar qualquer tipo de processamento significativo de informações sem que isso ocorra. Landauer percebeu que não se pode *apagar* informações sem liberar energia no universo (aumentando sua entropia).

A importância da descoberta de Landauer é o elo entre a informação e a energia. A energia e a informação estão tão intimamente interligadas quanto a matéria e a energia. Quando esse conceito é combinado com a fórmula de Einstein, vemos que a informação, a energia e a matéria estão unidas entre si. Assim como uma dada quantidade de matéria encerra certa quantidade de energia, essa energia também contém uma determinada quantidade de informação. A informação não é um conceito teórico, mas uma realidade física.

Erwin Schrödinger, um famoso físico que achava a vida fascinante, enunciou um valioso *insight* que teve com relação à vida e à informação. Schrödinger foi um dos pioneiros em um ramo da física chamado de "mecânica quântica". A mecânica quântica é considerada uma descoberta revolucionária no sentido de que mudou a maneira de vermos a matéria, a energia e até mesmo a realidade. Schrödinger foi uma figura decisiva no desenvolvimento dessa ciência revolucionária. Sua fascinação pela vida e pelos sistemas vivos inspirou uma série de palestras que foram transformadas num importante livro cujo título é *What is life?*. Nesse livro, ele afirma que a vida é caracterizada pela "capacidade de se criar ordem a partir da desordem, pela utilização de fontes externas de energia (entropia negativa)".[1]

A afirmação de Schrödinger nos aproxima da essência do processo subjacente à vida. De algum modo, a vida surgiu num universo de desordem sempre crescente. Moléculas biológicas tiveram uma capacidade misteriosa de se agregar, de uma maneira que as levou a criar sistemas altamente ordenados. Os sistemas vivos foram capazes de evoluir por meio da coleta e integração daquilo que Schrödinger chamou de "entropia negativa". A entropia negativa a que ele se refere é a *informação*. Toda matéria e energia estão, de algum modo, reunidas, como se isso ocorresse a partir de um conjunto de relacionamentos. A vida, de algum modo, absorve a essência desses relacionamentos. A informação existe dentro do nosso ser; ela está nos átomos e moléculas de nosso corpo. Ela está até mesmo em nossa consciência.

À medida que prosseguíamos com a nossa dissecação de Evelyn, estudávamos todos os sistemas mais importantes do corpo. Numa certa época, esses sistemas deviam ter estado preenchidos com o fluxo de informações.

O sistema respiratório de Evelyn assimilava oxigênio e liberava dióxido de carbono. Essas moléculas eram distribuídas por todo o seu corpo, por intermédio do coração e dos vasos sanguíneos. Quando ela se movimentava, seu sistema nervoso sentia necessidade de mais oxigênio e a fazia respirar mais pesada e rapidamente. Seu coração bombeava com maior velocidade e força. Suas células produziam mais energia. Todos os sistemas de seu corpo dependiam uns dos outros. Todos os seus sistemas se comunicavam através da transferência de informações.

As informações são permutadas entre todos os sistemas do corpo e em todos os níveis de organização. Elas fluem de uma célula para outra e de um sistema para outro, numa orquestração de atividades que conhecemos como "vida". A informação é necessária para sustentar a vida, para repelir a ação da onipresente Segunda Lei da Termodinâmica. É necessária para reduzir a entropia do corpo humano e de toda a vida.

Viver é reunir e integrar informações.

Por toda nossa vida continuamos a reunir e integrar as informações que nos rodeiam. Isso pode ocorrer sob a forma da estrutura das moléculas dos alimentos que comemos ou da energia solar. O processo pode ser até mesmo mais etéreo, sob a forma de interligações de células em nosso cérebro que produzem o nosso comportamento. As informações que reunimos nos mantêm num estado que está fora de equilíbrio. Em ciência, dizemos que esse é um "estado de não equilíbrio". Somente na morte atingimos o equilíbrio. Todo o acúmulo de informações cessa e nós nos juntamos ao restante dos seres não viventes, num processo de decomposição.

Quando penso no tempo que passei com Evelyn, percebo que seu corpo estava em equilíbrio, enquanto eu existia num estado de não equilíbrio. Ao continuarmos com a dissecação, descobrimos que ela tivera câncer. Nós o encontramos nos nodos linfáticos em suas axilas; ele estava presente em seus pulmões e fígado. A doença havia se manifestado até mesmo como pontos escuros em seus ossos. Nós não tínhamos conhecimento de patologia ou de doenças na época das nossas aulas de dissecação, mas intuitivamente sabíamos que se tratava de câncer. Conseguimos identificá-lo pela aparência diferente do tecido canceroso. Os tecidos orgânicos têm geralmente uma aparência simétrica e com bordas regulares. O tecido afetado pela doença estava sem cor e assimétrico, com bordas difíceis de definir. O tecido canceroso era altamente desorganizado.

As células cancerosas começam a produzir instruções incorretas, enviando-as para as outras células. Em alguns casos, o DNA é incapaz de corrigir esses erros, o que resulta numa interrupção do fluxo normal das informações necessárias para sustentar as células. Em vez de manter a organização, as células cancerosas causam desorganização e entram num processo desenfreado de mutação.

A mesma coisa ocorre com o resfriado comum. Os vírus atacam e entram em nossas células, controlando-as e fazendo com que produzam mais vírus, os quais causam desorganização no corpo. Essa é a nossa experiência de um resfriado.

Os nossos sistemas imunológicos são instrumentos que nos permitem superar ou nos curar de resfriados. As células imunológicas reconhecem os vírus como uma ameaça e os atacam. Elas também formam uma rede de informações para se comunicar umas com as *outras*. A resposta imunológica, como um todo, constitui uma orquestração de fluxos de informações. A informação é introduzida no corpo e este, mais uma vez, caminha na direção de uma maior complexidade. Então o corpo se cura.

Evelyn havia sucumbido a um elevado grau de desorganização ou entropia em seu corpo. A orquestração do fluxo de informações tinha sido seriamente perturbada. Finalmente, a entropia vencera e Evelyn havia falecido. Em contraste com essa situação, nós, alunos, tínhamos corpos que repeliam a entropia. De alguma maneira, nossos corpos eram capazes de capturar um número suficiente de informações, que tornavam mais lento o processo de entropia.

Evelyn havia nascido com um corpo que funcionava bem, o que era evidente por sua idade avançada. Ela provavelmente tivera uma boa vida até perto do fim. Seu corpo fora capaz de coletar e integrar informações com o intuito de manter sua saúde, pelo menos até o início da doença.

O nosso corpo sempre atua no sentido de nos sustentar e diminuir a entropia por meio da constante introdução de informações. A enfermidade ocorre quando o corpo caminha na direção da morte (aumento de entropia). Nós podemos aplicar esse conceito à saúde e à cura. Podemos considerar a cura como o fluxo de informações para os sistemas do corpo, com o objetivo de reduzir a entropia. A doença, por outro lado, pode ser definida como um movimento do corpo na direção de um estado de desorganização.

Eu ainda tenho o privilégio de trabalhar com cadáveres, como professor de anatomia e fisiologia para os meus alunos da área da saúde. Aprendi alguma coisa com cada um dos corpos estudados e sou grato pela experiência. Ocasionalmente, um estudante me pergunta sobre minha primeira aula de dissecação e eu lhe conto a história de Evelyn. De certa maneira, ela me ofereceu muitas coisas; de certa maneira, ela continua a viver e o faz por meio dos meus ensinamentos e daquilo que os meus alunos transmitem aos outros.

Essa ideia da cura como uma troca de informações deixa muitas perguntas sem resposta. De onde vem a informação? Como ela pode ser usada para curar? Qualquer um pode usá-la? Ela é difícil de usar? Os capítulos remanescentes deste livro foram devotados ao fornecimento de respostas a essas perguntas, além de outras.

CAPÍTULO 2

ESTRUTURAS E CANAIS DE INFORMAÇÃO

Há alguns anos morei perto do mar. Eu achava relaxante ir à praia e simplesmente ficar sentado, observando as ondas e ouvindo o barulho da arrebentação. As ondas sempre me fascinaram; particularmente, o fato de cada uma delas ser única. Eu refletia como era surpreendente que essa gigantesca estrutura do oceano fosse capaz de produzir uma infinita variedade de ondas. Não apenas as ondas eram possíveis, mas uma interminável diversidade de fenômenos menores, tais como redemoinhos e correntes, também eram possíveis.

Podemos considerar o oceano como uma vasta estrutura informacional. Ele não é somente imenso, mas também muito complexo. Dentro dele estão miríades de outras estruturas menos complexas, tais como correntes, redemoinhos e ondas. Para que essas estruturas menores existam, deve haver algum tipo de comunicação por parte da estrutura mais ampla do oceano. Por exemplo, um redemoinho se forma durante os breves momentos finais do percurso de uma onda. Temos a impressão de que a força da onda sustenta o redemoinho. Isso é verdade; porém, se olharmos mais a fundo – se observarmos o que está acontecendo por trás da força –, veremos que existe algo mais. O que sustenta o redemoinho é a informação.

A força é, em essência, informação. Existe uma transmissão de informações, gerada pelo oceano e direcionada para as ondas menores e os redemoinhos. O fluxo de informações provenientes do oceano sustenta as ondas e os redemoinhos. Finalmente, o fluxo cessa, pois essas estruturas menores não têm estabilidade suficiente para se autossustentar. Suas breves vidas marcam períodos de organização dentro de um sistema de água em movimento, que parece desorganizado. Por pouco tempo, elas existem como estruturas complexas, apenas para depois se desintegrar, consumidas mais uma vez pelo oceano.

O nosso universo é muito semelhante ao oceano. A informação flui entre estruturas de complexidade variada. Nós também, somos estruturas informacionais. As informações fluem para nós para sustentar a nossa existência e nossa saúde. Como os redemoinhos, precisamos de um suprimento contínuo de informações provenientes de outras fontes para nos manter vivos.

Existem muitas maneiras de se organizar estruturas de acordo com a informação. O nosso interesse, entretanto, relaciona-se com a vida e a cura, por isso organizei as estruturas com esse objetivo em mente. Elas foram ordenadas segundo níveis gerais de complexidade. Todos os níveis afetam a nossa vida. Todos são fontes potenciais de informação de cura.

Chamei essa organização de estruturas de "hierarquia da informação". Há seis categorias abrangentes de informação, como são mostradas na Figura 2.1.

O campo do ponto zero está no alto da hierarquia e representa a estrutura mais complexa. Esse campo permeia o nosso universo e tudo que nele existe. Interliga todas as coisas, formando uma rede de realidade, e transmite informações numa velocidade maior que a da luz. Talvez ele também contenha um registro de todos os acontecimentos no universo.

Os físicos descobriram que o espaço não é contínuo, como antes se pensava. Nos níveis mais diminutos, o espaço não é calmo, mas sim animado pela atividade. Partículas passam continuamente a existir e então se combinam e se aniquilam mutuamente. Esse campo recebe o nome de campo do ponto zero porque, no decorrer do tempo, a atividade se anula estatisticamente. Contudo, num determinado instante, o espaço fervilha de energia.

Os físicos procuraram por um campo dessa natureza durante muito tempo. Experimentos realizados no início do século XX revelaram uma fonte de energia existente a uma temperatura próxima ao zero absoluto (outra razão para o nome "ponto zero"). Os experimentos consistiram na criação, em primeiro lugar, de vácuo numa área protegida da radiação eletromagnética. Depois, essa área foi resfriada até quase o zero absoluto, onde não há mais movimento de moléculas e a busca da energia começa.

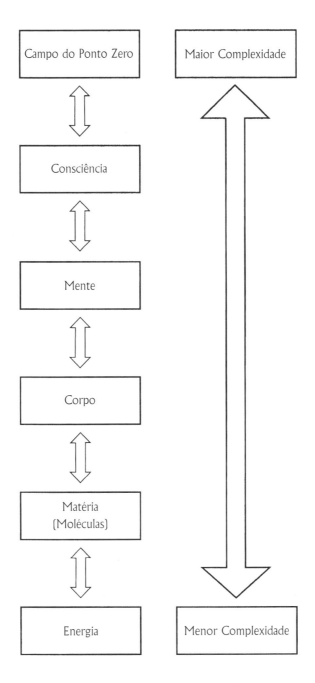

Figura 2.1 A hierarquia da informação. Os níveis de informação são apresentados de acordo com sua correspondente complexidade. Minúsculas partículas de energia constituem o nível mais baixo, enquanto o campo do ponto zero representa o nível mais elevado.

Foi notável o fato de que, em vez de não encontrarem energia alguma, os pesquisadores descobriram enormes quantidades de energia – energia que parecia surgir do nada!

Além de conter vastas quantidades de energia, o campo do ponto zero também conduz informações. Ele o faz devido a ondas de pressão, chamadas de "ondas do vácuo quântico". Isso significa que o universo todo está interligado por uma imensa rede de informações. Essa rede produz matéria e energia a partir do espaço aparentemente vazio. Vários cientistas apoiam essa ideia, inclusive Ervin Laszlo, indicado para o prêmio Nobel. Em seu livro, *Science and the Akashic Field*,* ele discute as propriedades dessas ondas:

> O vácuo pode, de fato, apresentar tal propriedade. Ele pode ser não apenas um mar superdenso de energia, mas também um mar de informações.[1]

Essa rede é capaz de transmitir informações numa velocidade maior que a da luz, o que é praticamente impossível na física. Alguns físicos investigaram esse fenômeno. De acordo com um deles, Gennady Shipov, essas ondas no vácuo conduzem as informações a $10^9 c$ (em que "c" é a velocidade da luz), ou a uma velocidade um bilhão de vezes superior à da luz.[2]

Todas as estruturas informacionais subsequentes, de nível mais baixo, estão encerradas no campo do ponto zero. Assim como os redemoinhos e as ondas do oceano, as estruturas menores devem estar sujeitas a algum tipo de transmissão de informações originadas no campo do ponto zero. As informações devem se deslocar de um ponto a outro. Chamarei essa conexão de *canal*. A fonte produz a informação e o canal a conduz. No exemplo do mar, o canal consiste em moléculas de água que transferem força umas para as outras. A informação está contida nas características físicas da força, tais como massa e velocidade. O campo do ponto zero transfere a informação através de um canal, porém o veículo é muito diferente. Este consiste em ondas no vácuo quântico.

Logo abaixo do campo do ponto zero está o próximo nível da hierarquia: a consciência. A física quântica nos assegura que a consciência tem um efeito causador sobre a matéria. Segundo essa ciência, os objetos existem primeiramente como probabilidades, até serem observados pela cons-

---

* *A Ciência e o Campo Akáshico*, publicado pela Editora Cultrix, São Paulo, 2008.

ciência. Por exemplo, antes de ser observada, a luz existe tanto como ondas quanto como partículas. Mas, quando a consciência observa a luz, esta se torna uma onda ou uma partícula. A probabilidade não mais existe. Chamamos isso de "colapso da onda de probabilidade". A luz se apresenta agora dentro de um contexto, tem uma forma mais concreta.

A consciência, de algum modo, escolhe ver uma onda ou uma partícula. Ao fazê-lo, a consciência dá sentido à situação; coloca-a dentro de um contexto; toma uma decisão. A decisão é um meio poderoso de transferência de informações. As decisões podem ser consideradas como informações em ação.

Vários cientistas têm proposto teorias sobre a transferência de informações entre estruturas tais como o campo do ponto zero ou a consciência para estruturas que existem na forma física. Um desses cientistas é o biólogo Rupert Sheldrake, que desenvolveu uma ideia à qual denominou "hipótese da causalidade formativa". Sheldrake diz que a forma física dos seres vivos surge daquilo que ele chama de "campo morfogenético". O campo morfogenético contém as informações necessárias para direcionar a manifestação e o desenvolvimento das coisas vivas. Esse campo informa ao sistema vivo qual forma assumir. O campo morfogenético também é capaz de conduzir a informação e transferi-la às gerações futuras.

Ele afirma:

> Proponho que os campos morfogenéticos atuam por meio da imposição de padrões de atividade que, caso contrário, seriam aleatórios ou indeterminados.[3]

O campo morfogenético de Sheldrake é um campo de informações do qual a vida surge. O psicanalista Carl Jung também se referia a um campo semelhante, que chamava de "inconsciente coletivo". Jung indicou que todos nós estamos interligados uns aos outros por meio do inconsciente coletivo. Segundo ele, o inconsciente coletivo armazena lembranças de todos os acontecimentos humanos. Jung acreditava que as lembranças não são armazenadas em nosso cérebro físico, mas em alguma entidade semelhante a um campo, que é acessível a todos os seres humanos.

O físico Amit Goswami considera a consciência como um intermediário entre o campo morfogenético e a forma física. Ele acredita que o corpo físico seja a representação do campo morfogenético. Goswami afirma:

> [...] os campos morfogenéticos, que os órgãos do corpo físico representam. Uma vez que as representações sejam criadas, os órgãos ativam os programas que realizam as funções biológicas. O criador da representação, o programador, é a consciência.[4]

O campo morfogenético de Sheldrake é um campo de informação que existe dentro do campo do ponto zero. Ele impõe padrões por meio da transmissão de informações aos sistemas biológicos. A esse cenário, a visão de Goswami acrescenta a consciência, como um intermediário entre o campo morfogenético e a forma física. Hierarquicamente, eu coloco o campo morfogenético no mesmo nível da consciência. Há duas razões para que eu proceda assim. Em primeiro lugar, pouco se sabe sobre a estrutura de informações na consciência e o campo morfogenético, ou sobre as ondas no vácuo quântico. Sabemos que existe uma interligação, mas não dispomos de conhecimento suficiente a respeito dos detalhes. Segundo, nossa preocupação neste livro é com a transferência das informações de cura. Tanto quanto sabemos, as informações nesse nível são transmitidas de modo não local, um fenômeno que vamos analisar mais adiante, no Capítulo 5. As informações do campo morfogenético e da consciência são transferidas da mesma maneira.

O passo seguinte, descendo na hierarquia, é a mente. Ela representa o elo entre o nosso corpo físico e o mundo exterior. Nossa mente absorve continuamente as informações do ambiente que nos cerca e as vivencia, colocando-as numa forma contextual. Depois, a mente controla o corpo por meio do sistema neuroendócrino.

A mente é uma fonte de informações, assim como todos os outros níveis na hierarquia. O receptor das informações da mente é o corpo. O canal é o sistema neuroendócrino, uma rede complexa de células nervosas e hormônios. Esse sistema está intimamente interligado com todas as partes do nosso corpo físico.

O nosso corpo representa a manifestação física de nossa existência. Hierarquicamente, coloquei o corpo logo abaixo da mente. Ele constitui o veículo para a nossa jornada sobre a Terra ao longo da vida. No processo de cura, o que queremos basicamente é curar nosso corpo. Ele é o ponto médio na hierarquia. É o receptor das informações provenientes de fontes que estão hierarquicamente acima e abaixo.

Os níveis mais baixos na hierarquia são a matéria e a energia. São as estruturas informacionais mais simples que conhecemos. A matéria consiste em partículas fundamentais, tais como prótons, nêutrons e elétrons, as quais, por sua vez, são formadas por partículas menores, chamadas de "quarks". A energia consiste em forças que também são constituídas por partículas. As forças são permutadas entre as partículas de matéria. Por exemplo, a força eletromagnética, uma das quatro forças fundamentais da natureza, é conduzida pelos fótons.

As partículas de energia e de matéria podem ser consideradas como pacotes diminutos e individuais de informações. Essas partículas diferem, quanto ao conteúdo das informações, da natureza coletiva das partículas no campo do ponto zero. Neste, as partículas são como o oceano inteiro do nosso exemplo anterior, enquanto as partículas de matéria e de energia são como as moléculas individuais da água do mar.

Durante a nossa vida, as informações fluem para o nosso corpo a partir de todas as estruturas da hierarquia. A "causalidade descendente" ocorre quando as informações fluem para o corpo a partir de estruturas localizadas em níveis hierarquicamente superiores. As informações exercem um efeito causal no corpo. Por exemplo, um problema na mente, tal como depressão ou uma autoimagem negativa, pode causar um efeito negativo no corpo.

De modo semelhante, as estruturas inferiores na hierarquia afetam o corpo. As informações que fluem das moléculas e da energia podem exercer um efeito positivo ou negativo. Isso é chamado de "causalidade ascendente". A Figura 2.2 ilustra os conceitos de causalidade ascendente e causalidade descendente sobre o corpo.

Muitos sistemas alternativos de cura afetam os níveis superiores da hierarquia, tais como a consciência e a mente. Assim, os sistemas alternativos operam por meio da causalidade descendente. Por exemplo, talvez o reiki atue pela transferência de informações para a consciência, o que produz uma causalidade descendente na cura do corpo físico. Outros sistemas de cura, tais como a medicina tradicional chinesa e a medicina ayurvédica, também agem sobre os níveis superiores, com o objetivo de produzir mudanças nos níveis inferiores da existência física. Geralmente, os sistemas de cura baseados no vitalismo atuam dessa maneira.

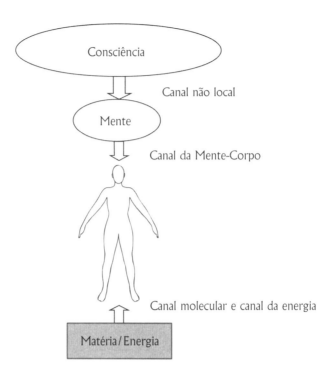

Figura 2.2 A causalidade descendente da consciência e da mente, e a causalidade ascendente da matéria e da energia, sobre o corpo.

A medicina convencional (alopática) se preocupa, em sua maior parte, com a causalidade ascendente. A alopatia utiliza principalmente os níveis mais baixos da hierarquia – as moléculas e a energia – para afetar o corpo. A manifestação de uma mudança nesses níveis inferiores causa mudanças nos níveis superiores. Os medicamentos atuam por meio da causalidade ascendente. As moléculas existentes nos medicamentos podem provocar mudanças nas células e tecidos, mudanças que são transportadas para o nível superior do corpo.

Por exemplo, o medicamento Paxil (paroxetina) é usado no tratamento da depressão. Essa droga bloqueia a degradação do neurotransmissor serotonina. A serotonina tem sido relacionada com certos tipos de depressão – seus níveis se apresentam baixos em algumas pessoas com quadro depressivo. O bloqueio da degradação da serotonina provoca um aumento dos índices dessa substância, o que reduz os sintomas da depressão. Essa desordem tem um efeito global no corpo. Ela causa não apenas estados emocionais negativos, mas também pode levar a sintomas físicos, como letargia e dor muscular, incapacitando o indivíduo. Assim, a informação molecular fornecida pelo Paxil/paroxetina exerce um efeito geral no corpo. A pequena quantidade de informações contida na droga tem o potencial de mudar a estrutura informacional muito mais ampla do corpo.

A maior parte dos livros didáticos que uso em minhas aulas de anatomia e fisiologia descreve a vida em termos de causalidade ascendente. Existem níveis crescentes de complexidade, criados a partir dos níveis mais baixos, com os níveis inferiores afetando os superiores. Átomos se combinam para formar moléculas, que se combinam para formar células, tecidos, órgãos e sistemas.

Contudo, visionários como Sheldrake e Goswami enfatizam a importância da causalidade descendente e de seus efeitos sobre a vida. Nós somos mais do que um conjunto de átomos e moléculas. A nossa existência se estende aos patamares superiores da hierarquia, e as informações provenientes dessas fontes mais elevadas exercem uma influência em nossa vida. Quando curamos, precisamos levar em consideração todos os níveis da vida.

A hierarquia nos permite unificar todos os sistemas de cura e explicar os fenômenos que ocorrem nos sistemas alternativos de cura. Temos a abordagem alopática, com sua ênfase na causalidade ascendente das moléculas (medicamentos), que causam mudanças no corpo. Temos também os métodos alternativos, que ressaltam a causalidade descendente da consciência e da mente na cura do corpo.

Os quatro canais da cura informacional

O sistema de cura informacional consiste em quatro canais, cada um dos quais representa uma interligação com os diferentes níveis da hierarquia da informação. A Figura 2.3 ilustra os quatro canais de cura.

A mente e a consciência se comunicam com o campo do ponto zero. A transferência de informações entre eles ocorre através daquilo que chamo de "canal não local". Ninguém conhece exatamente como essa transmissão de informações acontece. Sabemos, entretanto, que ela ocorre; e esse efeito já foi confirmado por um considerável número de pesquisas (ver Capítulo 5).

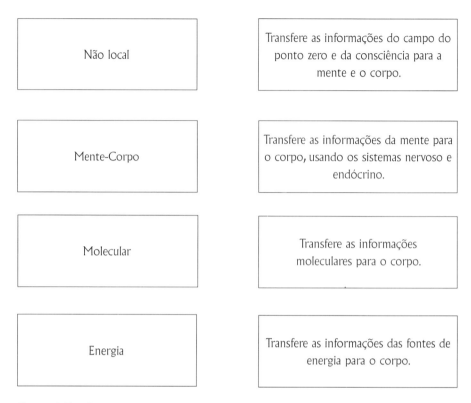

Figura 2.3 Os quatro canais da cura informacional.

A mente também é uma fonte de informações que transfere informações ao corpo por meio daquilo que chamo de "canal da mente-corpo". Esse canal é mais concreto que o canal não local, por constituir, na verdade, um sistema físico do corpo. O canal da mente-corpo é o sistema neuroendócrino. Descrevo o canal da mente-corpo no Capítulo 7.

O "canal molecular" é o veículo por meio do qual as informações moleculares fluem. As informações moleculares estão contidas em medicamentos químicos e biológicos, nutrientes e ervas medicinais. Na maioria dos casos, o canal molecular é o sistema circulatório, que leva essas informações para tecidos específicos, tais como órgãos ou glândulas.

O "canal de energia" conduz as informações sob a forma de partículas de energia. Esse canal é o meio através do qual as partículas de energia se movimentam. O meio pode ser o ar, no caso das ondas sonoras; o espaço, no caso da luz; e o tecido corporal, no caso da pressão mecânica.

O sistema de cura informacional abrange o uso dos quatro canais, com o objetivo de introduzir informações de cura no corpo. Existimos como energia, moléculas, mente e consciência, portanto temos de nos curar em cada um desses níveis. Para isso, necessitamos utilizar fontes de informações para cada um dos níveis, tendo como meta fornecer ao nosso corpo o maior número possível de informações de cura.

CAPÍTULO 3

O CÓDIGO REVELADO

Precisamos de um suprimento contínuo de informações para sobreviver e nos curar. As informações estão por toda parte; temos somente de aprender como acessá-las para nos curar. As informações estão aí para nos ajudar, mas não são diretamente acessíveis. Estão codificadas, encerradas num código secreto que exige um conjunto especial de chaves. As chaves são os princípios da cura informacional, apresentados neste livro.

Antes de revelar as chaves, precisamos compreender melhor o papel do fluxo de informações na cura pela observação de alguns exemplos. Nestes exemplos, a palavra *desorganização* tem o mesmo sentido que *entropia*.

Primeiro, vamos considerar o sistema vascular. O sangue percorre o corpo, coletando o oxigênio dos pulmões e o transportando para as células e tecidos. Há muitos sistemas no corpo que atuam em conjunto para manter a pressão sanguínea, a qual faz o sangue se mover para onde é necessário. O sistema vascular coopera com os sistemas nervoso, endócrino e urinário para conservar a pressão constante. Todos eles podem ser vistos como um sistema organizado; um sistema com um alto grau de complexidade.

Agora, vamos supor que tenha havido uma lesão, uma séria laceração. Há um grande sangramento. Em vez de o sangue fluir para as células e tecidos, ele corre para fora do corpo. Nesse momento, o sistema sofre um processo de desorganização.

O corpo responde à desorganização, tentando caminhar no sentido da organização. O sistema nervoso faz com que os vasos sanguíneos se contraiam; os rins ficam paralisados e liberam hormônios para conservar o sangue. Até mesmo o sangue possui sistemas próprios para estancar a hemorragia. Ele forma coágulos, com a finalidade de criar um tampão sobre o corte no vaso sanguíneo. Todos esses sistemas trabalham para reorganizar o sistema vascular. Se tiverem êxito, o corpo se cura; se não forem bem-sucedidos, o corpo se encaminha a uma desorganização ainda maior e, finalmente, à morte.

Esse movimento na direção da organização é comumente chamado de *homeostase*. A homeostase é a capacidade que o corpo tem de manter, no sangue, o nível de alguma substância, como o cálcio ou a glicose, através da incorporação do uso de sistemas de *feedback*. O sistema percebe uma mudança no nível dessa substância e reage pela ativação de um mecanismo que a trará de volta, ao ponto em que deveria estar. A homeostase é o que nos mantém vivos. É o que mantém todos os sistemas de nosso corpo atuando juntos, em harmonia. Nosso coração bate num ritmo correto para fornecer a quantidade correta de sangue, o qual leva a quantidade exata de oxigênio aos tecidos. O nosso cérebro necessita de um suprimento constante de glicose, a qual é cuidadosamente fornecida pelos hormônios do sistema endócrino. O excesso ou a falta de glicose resulta em coma. Todos os sistemas internos do organismo são mantidos em um equilíbrio delicado.

A homeostase só opera se houver um influxo constante de informações. No nível das variações da substância, as informações devem ser enviadas a um sistema regulador para que este possa reagir. O sistema regulador também tem de reagir às alterações de uma maneira que envolva as informações.

No exemplo da hemorragia, há uma mudança no corpo, um movimento no sentido da entropia. Os mecanismos homeostáticos precisam reagir pela introdução de informações no sistema, para fazê-lo voltar ao equilíbrio e se tornar novamente organizado. Por exemplo, o sistema nervoso percebe a queda da pressão sanguínea. Ele reage, enviando informações aos vasos sanguíneos, os quais se contraem, num esforço para manter a pressão. Os rins também percebem a queda da pressão e liberam hormônios, que são análogos a minúsculos pacotes de informação. Estes pedem que os rins se paralisem e tentem conservar o volume de sangue. Todos os sistemas atuam para manter a pressão, introduzindo informações no sistema danificado.

Outro exemplo é a natureza da desorganização das células cancerosas. As células normais exibem um alto grau de organização. Quando se dividem, produzem cópias exatas e formam sistemas extremamente organiza-

Chave 1: Primeiramente, utilize a intenção de se curar.

Chave 2: As informações de cura fluem de uma fonte para um receptor, através de um canal.

Chave 3: Use os quatro canais da cura informacional.

Chave 4: A fonte de informações e o receptor devem estar em ressonância mútua.

Chave 5: Sua consciência busca automaticamente as informações de cura.

Chave 6: Uma hierarquia de fontes de informação.

Chave 7: Sintonize o fluxo de informações, utilizando o *feedback*.

Figura 3.1 As sete chaves da cura informacional.

dos, que atuam em conjunto para realizar várias funções. As células cancerosas apresentam um alto grau de desorganização. Ao se dividirem, produzem mutações que alteram drasticamente as funções normais. Também têm a capacidade de se movimentar por todo o corpo, disseminando a desorganização.

O organismo age no sentido de superar a entropia crescente da melhor maneira possível. Os sistemas do corpo se esforçam para reorganizar as células afetadas por meio da introdução de informações. Algumas vezes, eles são bem-sucedidos, outras não.

Existem muitos outros exemplos de homeostase e de infusão de informações nos sistemas do corpo, com o objetivo de fazê-los voltar a um estado de maior organização. O ponto principal é que a informação é necessária para a manutenção da homeostase e, consequentemente, para a cura.

Há sete chaves para desvendar os códigos da cura. A Figura 3.1 ilustra esses sete preceitos. Juntos, eles constituem um poderoso sistema de cura e ajudarão você a usar o suprimento ilimitado de informações de cura. Essas chaves também podem ser aplicadas a praticamente qualquer tipo de medicina e para integrar todos os sistemas de tratamento. A compreensão geral de cada uma das chaves é importante antes de passarmos para os capítulos seguintes do livro. Sinta-se livre para voltar a esta seção, sempre que necessário, e reler as chaves.

Chave nº 1: Primeiramente, utilize a intenção de se curar

Este é provavelmente o conceito mais importante quanto à cura informacional, e o mais simples. Você não precisa consultar um médico nem tomar remédios, vitaminas e ervas, ou se expor a qualquer modalidade da medicina. Simplesmente, precisa ter a intenção de se curar. Isso parece ser uma coisa simples, mas há casos em que essa disposição íntima pode ser muito difícil.

Quando estamos doentes, precisamos ativar todos os canais de cura e nos concentrar nas informações sobre o nosso problema. A intenção de cura nos ajuda a fazê-lo. Além de fornecer um propósito às nossas ações, ela abre o canal de informação não local, que nos enviará informações de cura instantaneamente. Discutiremos a utilização do canal não local nos Capítulos 5 e 6.

A intenção proporciona um foco para a cura. Qualquer interferência na intenção também interferirá na cura. Algumas vezes, a interferência se manifesta como um desejo profundo de permanecer doente. Já vi isso muitas vezes no atendimento a pacientes. Às vezes, as pessoas se definem em termos de suas enfermidades. A atenção que recebem preenche, de algum modo, uma necessidade. Talvez elas estejam procurando uma desculpa para abandonar um emprego ou uma situação pessoal difícil, e a doença lhes proporciona uma razão para isso. Descobri que essas pessoas tendem a resistir aos tratamentos. Em alguns casos, essa tendência se torna tão extrema que é como se houvesse uma contenda entre o paciente e eu. Qualquer coisa que eu diga para ajudá-lo é rejeitada, sendo então apresentadas razões pelas quais aquilo que propus não surtirá efeito. Essas pessoas precisam refletir sobre suas doenças com a finalidade de perceber algumas questões mais profundas que dão apoio aos seus problemas de saúde. O Capítulo 6 oferece alguns exercícios para reflexão.

Mascarar uma doença pode interferir na intenção. Por exemplo, pessoas que sofrem de gripes recorrentes talvez continuem a maltratar o corpo próprio pela adoção de uma alimentação incorreta, pelo excesso de trabalho ou devido ao stress. E podem pensar que um medicamento que suprime os sintomas será suficiente para curá-las.

A dúvida também interfere na intenção. Se você realmente duvidar de um tratamento, será melhor evitá-lo. O mesmo se aplica à confiança depositada no terapeuta. A intuição pode ser muito útil para ajudá-lo a tomar essas decisões.

Os terapeutas também devem atuar com base na intenção de curar. A cura não é uma competição a ser vencida pelo terapeuta. É importante trabalhar com os pacientes; e nunca tentar provar que eles estão errados. Isso se torna especialmente necessário para profissionais da saúde que utilizam diferentes sistemas de tratamento, como medicina convencional, homeopatia, quiropraxia, acupuntura, naturopatia e assim por diante. Eu já vivenciei pessoalmente uma gama completa de reações dos médicos ao meu trabalho com quiropraxia, desde ser chamado de charlatão até um grande respeito quanto à minha contribuição ao tratamento de um paciente.

É essencial apoiar a decisão do paciente de consultar outros profissionais da área da saúde. Já vi terapeutas alternativos desacreditarem o sistema médico convencional. Esses profissionais precisam se esforçar para compreender que existe verdade em ambos os sistemas de tratamento. A informação é o componente comum a todos os sistemas de cura. É necessário manter a mente receptiva e, se necessário, informar-se a respeito de outras modalidades que os pacientes usam.

Chave nº 2: As informações de cura fluem de uma fonte para um receptor, através de um canal

Para se introduzir informações num sistema é necessário que haja uma fonte. Apresentarei várias fontes de informações de cura nos capítulos seguintes deste livro. As informações que emanam da fonte são transmitidas para um receptor. Os receptores são as pessoas, tecidos ou células que precisam ser curados. Para que cheguem ao receptor, as informações precisam percorrer um canal (ver Capítulo 2). O canal apresenta uma capacidade definida de lidar com certo número de informações. Se a fonte for muito fraca, talvez as informações se percam; se for forte demais, as informações podem exceder a capacidade do canal e sofrer distorções.

Chave nº 3: Use os quatro canais da cura informacional

As informações de cura fluem através dos quatro canais. São eles os canais molecular, de energia, da mente-corpo e não local. O canal molecular conduz as informações de uma molécula para outra, tal como no uso de vitaminas, minerais, ervas e medicamentos. O canal de energia transporta as informações sob a forma de forças, principalmente a força eletromagnética. Alguns exemplos de força são a luz, a eletricidade, o magnetismo e a força mecânica.

A própria mente envia informações de cura para o corpo, por meio do canal da mente-corpo. Nossa mente interpreta as informações que vêm dos sentidos, integra-as e lhes dá significado. As informações são enviadas da mente para o corpo através do sistema neuroendócrino.

Finalmente, as informações são transportadas por um misterioso canal não local. Esse é o mais estranho de todos os canais, pois as informações são transmitidas em uma velocidade superior à da luz. Você pode mandar informações não locais por intermédio do campo do ponto zero.

Seria melhor utilizar, se possível, os quatro canais de informação. A maioria de nós costuma usar somente um canal para fornecer informações de cura. Talvez isso não seja suficiente porque a cura ocorre em todos os níveis. Além disso, se utilizar mais de um canal, você descobrirá que é possível depender menos de uma única fonte de informações.

Você pode usar não só mais de um canal, mas também usar mais de uma fonte de informações para cada canal. Muitas pessoas dependem de apenas uma fonte de informações para se curar. Já vi pacientes que dependiam de somente um medicamento, um suplemento de ervas ou uma modalidade, como fisioterapia ou massagem. Quando comecei a usar mais fontes e canais de informação, descobri que precisava usar menos cada um individualmente. Em muitos casos, diminuiu a dependência dos pacientes em relação a medicamentos ou outros tratamentos. A chave é usar *todos* os canais, em vez de usar muitas fontes para *um* canal.

Chave nº 4: A fonte de informações e o receptor devem estar em ressonância mútua

Todos os canais são capazes de transportar certa quantidade de informação. Todos os canais também sofrem interferências ou ruído. O ruído precisa ser superado para que as informações possam atravessar o canal.

A força da fonte deve se equiparar o máximo possível à resistência do receptor para que o ruído no canal seja superado. Se a fonte for muito fraca, não consegue chegar ao receptor um número suficiente de informações para promover a cura; se for forte demais, a fonte dominará o receptor. Quando a fonte e o receptor se equiparam, entram em ressonância com as informações de cura.

Chave nº 5: Sua consciência busca automaticamente as informações de cura

Sua consciência é perita em perceber perturbações na organização de seu corpo. Quando você está doente, sua consciência passa a buscar informações de cura. Isso acontece automaticamente, sem esforço algum de sua parte. Mas, uma advertência: às vezes, você precisa entrar em contato com a sua necessidade de buscar informações de cura, para permitir a livre circulação delas.

Chave nº 6: Uma hierarquia de fontes de informação

A informação existe em diferentes níveis (ver Capítulo 2). No nível mais elevado está a informação pura. Ela existe no campo do ponto zero.

A consciência representa a ordem seguinte na hierarquia da informação. A consciência faz a ligação entre o campo do ponto zero e a mente, que é o nível seguinte, logo abaixo da consciência. A mente é o elo entre a consciência e o corpo. A matéria e a energia, nossos níveis mais baixos de informação, também se comunicam com o corpo.

Geralmente, parece haver uma correspondência inversa entre a hierarquia da informação e a intensidade de seu efeito no corpo. Por exemplo, a informação não local, proveniente da consciência, exerce um efeito mais fraco sobre as moléculas do que a informação originada em outras moléculas. Em outras palavras, você teria menos sucesso ao tentar mudar as informações numa molécula por meio da meditação do que com medicamentos ou nutrientes. Talvez essa relação inversa resulte da ordem de complexidade das informações presentes no corpo físico. A cura ocorre em vários níveis, que correspondem à ordem hierárquica das informações.

Entretanto, a cura alcança um nível mais profundo do que o plano físico. Ela ocorre em outros níveis, como no da mente e da consciência. Por exemplo, uma pessoa pode curar sua mente, enquanto o corpo sofre uma doença física. Ou, falando-se do plano da consciência, a pessoa pode curar sua consciência, enquanto sua mente e corpo estão vivenciando uma doença. É por isso que todos os canais de cura devem ser usados.

Chave nº 7: Sintonize o fluxo de informações, utilizando o feedback

O *feedback* ocorre quando o resultado de um processo é integrado ao processo e contribui para a sua função. O *feedback* permite que os sistemas informacionais sintonizem seus processos de coleta e de integração das informações. Deve haver um propósito subjacente ao processo, e o *feedback* acelera o movimento do sistema na direção desse propósito. O exemplo do sangramento, já citado, corresponde a um dos milhares de sistemas de *feedback* do corpo, os quais atuam juntos para manter a homeostase.

O *feedback* também é importante na cura, e tem a capacidade de ser muito sutil. Ele pode ser usado com os quatro canais de cura. Para se começar a utilizá-lo, é preciso haver alguma medição inicial do problema. Essa medição passará então a ser monitorada em busca de sinais de progresso.

Os terapeutas fornecem *feedbacks* por meio da monitoração contínua da resposta à cura e de ajustes no tratamento, sempre que necessário. Isso geralmente é feito todas as vezes que o paciente retorna ao consultório.

Qualquer pessoa pode usar o *feedback*. Um excelente procedimento é manter um diário da cura; o ideal seria quantificar os resultados, se for possível. A utilização de informações quantitativas ajuda a documentar o progresso. Por exemplo, eu uso escalas de dor e medidas de amplitude do movimento para quantificar os resultados. Também peço aos pacientes para avaliarem sua própria porcentagem de melhora. Em alguns casos leio o que os pacientes disseram na primeira consulta, usando cotações se for o caso. Por exemplo:

> Você consegue calcular a porcentagem da sua melhora desde que começamos? Se não houve melhora alguma, o índice seria 0%; se você considera que está a meio caminho de uma completa recuperação, a porcentagem seria de 50%; e assim por diante.

É importante você declarar sua própria estimativa. Também é importante saber que não há problema em declarar que não melhorou. Descobri que algumas pessoas resistem a isso porque desejam agradar seus terapeutas. Quando ouço uma afirmação de melhora de um paciente ajo no sentido de lhe fornecer um *feedback* positivo. Por exemplo:

> Paciente: Acho que melhorei cerca de 30% desde que começamos.
> Terapeuta: Isso é maravilhoso, você está fazendo realmente tudo o que é necessário para uma boa recuperação.

Mesmo esse simples diálogo inclui um *feedback* positivo e permite que o paciente saiba que a cura está, em última análise, sob seu controle. Isso soa como algo banal, mas é surpreendente o número de relatos que recebo de pacientes a respeito de terapeutas que nunca oferecem um *feedback*. Por exemplo, quando uma paciente hipertensa consultou seu médico, a enfermeira mediu sua pressão sanguínea e registrou-a na sua ficha. O médico entrou na sala e disse algo como: "Sua pressão sanguínea está ótima". Mas, quando a paciente perguntou qual era sua pressão, o médico precisou consultar a ficha para poder informar a paciente. Aquilo lhe deu a impressão de que o médico não havia sequer olhado sua ficha! Um método bem melhor seria afirmar: "Sua pressão sanguínea está tanto por tanto e essa é uma melhora de 20% desde a última consulta – a senhora está indo muito bem".

Você também pode praticar o *feedback* sozinho. Enfatizo que é melhor quantificar a sua melhora da maneira mais precisa possível em seu diário. Esteja atento para o fato de que o processo de cura não é linear. Em outras palavras, normalmente, você irá sentir alguma melhora logo depois do início de um tratamento. Essa etapa é seguida por uma fase estacionária, quando o processo parece ter sido interrompido. Saiba que, para sair desse platô, você deve continuar coletando e integrando informações originárias de várias fontes. Assim que informações suficientes forem integradas, você sairá desse platô.

O aspecto não linear da cura é bastante semelhante ao aprendizado de alguma atividade complexa. Quando estava aprendendo a tocar guitarra, fiquei entusiasmado ao ver que dominava alguns acordes depois de algumas semanas de prática. Mas, dali a pouco tempo, parecia que eu não conseguia aprender mais nada. Continuei com os exercícios, procurei um professor e comprei alguns livros (tudo isso são fontes de informação). Depois de algum tempo, melhorei novamente. O desenvolvimento continuou até eu atingir um novo platô.

Eu também vivencio esse fenômeno com meus pacientes. Quando começamos o tratamento, há normalmente uma melhora imediata. Em seguida, o paciente fica estacionado em seu processo de cura ao atingir um platô. É importante continuar a fornecer informações nesse período, até que a melhora recomece. Algumas vezes, o uso de fontes adicionais de informação ajuda a superar essa fase.

Ao ter consciência de sua melhora, você deve reconhecer seu próprio mérito nesse processo. É você quem está se recuperando. O terapeuta não o cura. Ele é somente uma fonte de informações; é você quem realiza de fato a cura. Você não deve renunciar ao seu poder em favor de uma fonte externa. Consulte profissionais da saúde e use substâncias – medicamentos e nutrientes – como fontes de informação para ajudá-lo a se curar.

A maior parte do *feedback* ocorre naturalmente, uma vez que você será inconscientemente atraído por fontes de informação que o ajudarão a recuperar a saúde. Quando tiver alcançado um estado elevado de percepção consciente e estiver em contato com seu problema, você será capaz de confiar em sua intuição quanto a uma fonte de informação.

A compreensão das sete chaves permite que você usufrua de uma contínua corrente de informações de cura. As chaves fornecem os fundamentos de um sistema de cura acessível a qualquer pessoa disposta a aprender como usá-lo. As informações estão disponíveis a qualquer momento e em qualquer lugar. Estão ao seu alcance sempre que você precisar.

CAPÍTULO 4

RESSONÂNCIA ENTRE OS RELACIONAMENTOS CURATIVOS

Não sou o melhor jogador de tênis que conheço. Todos os meus "golpes de direita" (isto é, com a palma da mão voltada para a frente) ultrapassam a rede, mas as velocidades com que chegam ao outro lado variam. Isso ocorre apesar de meus esforços para bater na bola exatamente da mesma maneira. Ocasionalmente, consigo um bom lance, cruzado ou em linha reta. Quando isso acontece, posso realmente *senti-lo* na raquete. Bato sem esforço e a bola se move mais depressa e sem se desviar. Parece simples quando vemos um jogador profissional na quadra, porém qualquer pessoa que já tentou fazer jogadas uniformes compreende a dificuldade que isso representa.

O que experimento quando consigo lançar uma bola indefensável para o adversário é uma perfeita transferência de energia da raquete para a bola. A raquete parece ser uma extensão do meu braço e o lance sai facilmente. A energia flui melhor quando dois sistemas estão equiparados, isto é, quando a intensidade da fonte corresponde à resistência do receptor. Se a raquete de tênis for movimentada fracamente ou se a bola tocar num ponto errado dela, a bola atingirá a rede. Mesmo que eu impulsione a raquete com o máximo esforço possível, ainda assim a bola terá velocidade insuficiente caso não bata na parte central da raquete. Eu, a raquete e a bola formamos uma espécie de sistema. A fonte de energia é o movimento do meu braço e o receptor, a bola. Quando a fonte e o receptor estão equiparados exatamente da maneira correta, dizemos que o sistema está em ressonância.

Podemos aplicar o conceito de ressonância à transferência de informações de cura. Para se conseguir a ressonância, a intensidade da fonte de informação deve se equiparar à receptividade do receptor.

Há alguns anos assisti a um concerto num dos auditórios fechados mais antigos da cidade. A atração principal era um guitarrista de rock de quem eu era fã havia muito tempo. Eu estava entusiasmado com o show e até já tinha comprado seu CD para poder aproveitar a experiência ao máximo. A atração de abertura do concerto foi um artista que tocou sua guitarra acústica e cantou canções *folk*. As notas ressoaram no grande salão de madeira e as palavras podiam ser claramente compreendidas. A acústica era surpreendentemente boa, dada a idade da construção.

Então chegou o momento da atração principal. Depois de um breve período para acertos na aparelhagem de som, os músicos subiram ao palco e começaram a tocar a primeira canção. Eu mal pude reconhecer a melodia, ainda que tivesse ouvido inúmeras vezes o CD. Parecia algo confuso e ininteligível! O volume estava muito alto e a canção, incompreensível. Uma sensação de desapontamento se abateu sobre mim. Ali estávamos, a banda tocando com empenho e o público disposto a ouvir, contudo a mensagem da música não estava sendo transmitida.

Suportei as primeiras canções, mas depois decidi ir embora. Atravessei o auditório e, ao passar pela porta de saída, fiquei impressionado com a mudança drástica que se percebia no som. Da porta, eu podia ouvir tudo claramente e a banda tocava exatamente como no CD. Fiquei surpreso ao constatar como a música soava diferente com a diminuição do volume. A partir dessa experiência, sempre carrego um protetor auricular comigo quando vou a um concerto. Em alguns casos, o protetor fez uma enorme diferença na maneira de ouvir a música.

A fonte era a banda, o receptor era o público e a mensagem informacional era música. O músico que abriu o concerto tocou um solo de guitarra acústica. O público conseguiu ouvir porque o volume da música se equiparava ao espaço do auditório. A mensagem musical conseguiu ser transmitida aos que estavam assistindo. Mas a apresentação principal era de uma banda completa que tocava muito mais alto. Os músicos dominaram o espaço, o que resultou numa transmissão ruim das informações musicais.

Todas as fontes de informação devem estar em ressonância, tanto quanto possível, com o receptor. Se for forte demais, a fonte domina o sistema até o ponto de causar efeitos adversos. Um exemplo disso seria tomar um forte medicamento, que produz muitos efeitos colaterais. Da mesma maneira, se a fonte for muito fraca, haverá um fluxo insuficiente de informações para que seja eficaz. Um efeito semelhante resulta de modalidades como o ultrassom e a estimulação elétrica dos músculos. Se o estímulo for fraco demais, o sinal elétrico ou acústico não chega ao tecido. Se for forte demais, pode causar lesões. Todas as vezes que tentamos transmitir informações de cura, precisamos levar em consideração a intensidade da fonte e a receptividade do destinatário.

Ressonância com um terapeuta

Muitas vezes, a fonte de informações de cura é uma pessoa, um mediador da cura. Nesse caso, é importante que o terapeuta e o paciente estejam o máximo possível em consonância. Alguns terapeutas são muito competentes em seu trabalho de se "equiparar" com seus pacientes. Isso, na verdade, faz parte do tratamento, pois quem o ministra dedica algum tempo para entrar "em sintonia" ou em ressonância com o paciente. Acredita-se que, dessa maneira, o tratamento é mais eficaz.

Para se conseguir a ressonância, uma destas duas coisas deve ocorrer: o terapeuta entra em ressonância com o paciente ou ambos entram em ressonância, usando um meio em comum. Certas tradições de cura usam sons como um meio de facilitar a ressonância. Por exemplo, um terapeuta pode utilizar tambores, percutidos numa frequência semelhante à das ondas cerebrais alfa. O cérebro produz ondas alfa durante os estados de relaxamento profundo. As ondas alfa ressoam numa frequência de 7 a 12 ciclos por segundo.[1]

O resultado desse processo é a sincronização entre as ondas cerebrais do terapeuta e as do paciente, o que facilita a transferência das informações de cura. Ocorre que essa frequência é a mesma que a frequência de Schuman, isto é, a do campo eletromagnético terrestre. O terapeuta, o paciente e a Terra entram em ressonância mútua para maximizar o fluxo de informações de cura.

A música também pode ser usada para se conseguir um estado de ressonância. As religiões utilizam sons e música para focar a mente durante a oração, produzindo a ressonância. A repetição de um mantra ou o hino cantado por um coro é capaz de unificar as vozes isoladas num todo e criar uma ligação com um poder superior.

Não surpreende o fato de a música ser rica em informações. Ela não apenas contém informações em suas partituras, mas informações complexas também fazem parte de sua expressão. A música é um produto da complexidade do pensamento humano. Representa um alto grau de densidade informacional. A música tem muito poder, no sentido de que é capaz de estimular emoções ou acalmar os nervos. Ela pode ajudar a se obter a ressonância, além de atuar como uma fonte de informações. Nesse caso, as vibrações mecânicas do som através do ar conduzem as informações.

Descobri que quanto mais me esforço para entrar em ressonância com um paciente, menos coisas eu preciso fazer para tratá-lo. Por exemplo, quando comecei a trabalhar com a quiropraxia, eu costumava tratar os pacientes com diversos ajustes quiropráticos, além da aplicação de várias outras modalidades, tais como massagem por fricção profunda, ultrassom, compressas quentes e estimulação elétrica dos músculos. Em muitos casos, eu sobrecarregava os pacientes com esse tipo de tratamento, sendo que o estado deles piorava algumas vezes. À medida que fui aprendendo mais sobre a ressonância, comecei a utilizar menos terapias e com resultados muito melhores. Atualmente, os tratamentos que aplico fluem com mais facilidade e, às vezes, a única coisa que preciso fazer é um ajuste numa área-chave.

Terapeutas muito ocupados, com clínicas movimentadas, talvez achem difícil dedicar um tempo para a prática da ressonância. É possível que a ideia de ressonância evoque imagens de meditação ou de cânticos religiosos. Entretanto, ela pode ser praticada de uma maneira bastante simples. Se você for o terapeuta, comece simplesmente por estar na companhia do paciente no momento presente. Dar a essa pessoa sua completa atenção ajuda você a entrar em sintonia com ela. O paciente sentirá essa sintonia e se abrirá, dando-lhe mais informações a respeito do problema dele. A seguir, você pode usar também outras técnicas para ajudar na ressonância. Entre elas estão a atenção, a ausência de julgamento, a honestidade, a empatia e o interesse. Todas ajudam a criar uma interligação com a outra pessoa. Essas técnicas auxiliam você e seu paciente a se concentrar. São úteis não apenas para encontrar uma solução melhor para o problema, mas também ajudam a abrir um poderoso canal de cura entre vocês dois. Num sentido quântico, vocês estarão "entrelaçados".

O entrelaçamento é uma relação entre duas coisas. Na física quântica, duas partículas estão entrelaçadas se estiverem, de alguma maneira, relacionadas uma com a outra. No caso em questão, sua ligação com a outra pessoa constitui um entrelaçamento. No próximo capítulo, veremos como o entrelaçamento ajuda a abrir um canal não local, através do qual fluem as informações de cura.

Atenção

Talvez você tenha passado pela experiência de consultar um terapeuta muito ocupado. Os profissionais de saúde sobrecarregados costumam ter dificuldade para realmente se focar em seus pacientes. Eu, pessoalmente, já consultei vários médicos que não estavam realmente presentes naquele momento comigo. Pareciam estar em constante movimento, com o único objetivo de atender o paciente seguinte. Não estavam, de fato, atentos às minhas queixas e alguns nem me deram a oportunidade de falar.

As informações sobre as minhas preocupações foram reduzidas a rabiscos numa ficha médica, a qual foi depois passada para outro profissional da área da saúde, que também estava sobrecarregado devido ao excesso de pacientes. E por falar em desperdício de informações: com frequência, lamento por aquelas pobres almas atendidas em hospitais, que têm a vida reduzida a anotações em um prontuário médico. Talvez uma maneira mais holística de transferir informações pudesse ser desenvolvida para os grandes hospitais.

Durante uma sessão de tratamento, seu terapeuta devia focalizar a atenção dele em você. Distrações, tais como ausência de contato visual, telefonemas, toques de *pagers* e interrupções por parte de assistentes enfraquecem a interligação e diminuem o fluxo de informações. Um terapeuta desatento transmite a mensagem de que esses outros elementos são mais importantes que você e seu problema, acabando por afastar o foco da cura.

Um terapeuta desatento deixa de receber importantes informações a respeito do problema do paciente. Uma grande quantidade de comunicações se processa através de canais não verbais. Pode ocorrer que o problema do paciente seja mais complexo do que aquilo que é comunicado em linguagem falada.

Ausência de julgamento

Pode ser que você perceba que seu terapeuta tenha ideias preconcebidas ou opiniões formadas sobre você. Isso também age contra o fluxo de informações. Os profissionais da saúde devem fazer o máximo possível para não julgar um paciente que estão tratando. Às vezes, o terapeuta observa que o paciente contribuiu para a sua doença por meio do próprio comportamento. Talvez não esteja seguindo o tratamento prescrito ou esteja adotando comportamentos autodestrutivos. Ou então, o paciente pode ter aquilo que é percebido como uma personalidade irritante ou tenha uma profissão que o terapeuta considera negativa. Há muitas maneiras de julgar os outros.

O julgamento inibe o fluxo das informações de cura. O terapeuta precisa ter a mente aberta ao lidar com os pacientes, esforçando-se para criar um ambiente seguro em que os julgamentos são evitados ao máximo. As pessoas respondem bem a isso, tornando-se acessíveis e revelando outras informações importantes que podem vir a ser úteis.

Honestidade

O terapeuta deve ser o mais honesto possível. Num relacionamento profissional, a honestidade nem sempre é fácil, pois pode ser interpretada como algo que ultrapassa os limites profissionais. Contudo, ela também tem um papel importante na abertura de um canal de cura. Seu terapeuta pode partilhar a experiência emocional com você como se fosse um membro da família ou um amigo íntimo. A honestidade também é necessária por parte de quem proporciona o tratamento. O terapeuta deve acreditar totalmente nos tratamentos que oferece. Se recomendar uma terapia na qual não confia apenas porque o paciente crê que ela seja importante, esse tratamento será enfraquecido pela falta de honestidade. Nessas situações será melhor que o terapeuta expresse seus sentimentos a respeito do tratamento ou encaminhe o paciente para outro profissional.

Dentre os sinais de falta de honestidade estão as afirmações rotineiras e padronizadas, tais como "Compreendo a sua dor". O terapeuta precisa estar focado na honestidade para maximizar a experiência com o paciente e criar um bom canal de cura informacional.

Empatia

Seu terapeuta deveria ouvir você com empatia. Descobri que essa qualidade pode ser extremamente poderosa em alguns casos. Percebi que, às vezes, a única coisa necessária era alguém ouvir com empatia. Algumas pessoas têm cônjuges ou outros membros da família que negam seu problema; talvez até mesmo terapeutas declarem que o problema delas está "todo em sua mente". Há profissionais da área da saúde que têm dificuldade com essa questão, especialmente aqueles com clínicas muito movimentadas. Entretanto, essa é uma parte extremamente importante do tratamento e seu terapeuta devia se organizar de modo que o tempo dele fosse suficiente para realmente ouvir o que você lhe diz.

A maioria dos profissionais da saúde escolheu sua respectiva área porque se preocupa com as pessoas e quer ajudá-las. Mas é surpreendente como os pacientes conseguem perceber o interesse de um terapeuta. Sentem que o terapeuta não se preocupa com eles, ainda que apresente uma boa "fachada" e aja como se realmente se importasse. Geralmente, as pessoas se dedicam às profissões ligadas à saúde porque se preocupam e querem ajudar, mas depois de anos de prática estressante, o interesse é perdido. Talvez não levem uma vida equilibrada ou deixaram que as considerações financeiras ocupassem um lugar central. Talvez tenham até mesmo se esquecido daquilo que as atraiu inicialmente para a área da saúde. Ninguém consegue dar aquilo que já não tem mais. Ninguém consegue efetivamente transmitir informações de cura se esse não for o seu propósito.

É importante que o terapeuta e o paciente não estejam apenas em ressonância, mas também que selecionem a apropriada modalidade portadora de informações, o que facilitará a cura. Em outras palavras, o time formado por terapeuta e paciente deve escolher o melhor tratamento ou combinação de tratamentos para um problema em particular. A terapia correta permite a transmissão de mais informações porque encontra menor resistência. A mente pode exercer um forte efeito negativo no processo de cura, especialmente se o paciente tiver perdido a crença na eficácia do tratamento.

Dúvida e cura

Uma coisa que interfere na ressonância é a dúvida. Uma dúvida a respeito da fonte de informações afeta negativamente o fluxo dessas informações. A dúvida se manifesta quando você sente que seu terapeuta está ocupado demais para prestar atenção ao seu problema ou se ele recomenda um tratamento no qual você não acredita.

Portanto, você precisa acreditar em seu terapeuta. Escolha-o porque você confia em sua capacidade, credibilidade ou modo de tratar. As pessoas descobrem rapidamente se alguém é capaz de ajudá-las ou não. Já vivenciei o espectro completo de reações daqueles que acreditavam que eu podia ajudá-los e daqueles que duvidavam seriamente da minha capacidade. Houve até mesmo alguns pacientes que acharam que eu tinha condições de ajudá-los, embora eu soubesse que não havia essa possibilidade! Por outro lado, houve pacientes aos quais eu sabia que podia ser útil, mas que não permitiram o tratamento.

De modo geral, você deve sentir profundamente que aquilo que seu terapeuta está fazendo vai ajudá-lo. Se isso não acontecer, sua dúvida vai interferir na transferência das informações de cura.

Os tratamentos também constituem fontes de informação e podem provocar dúvidas. Se você não acredita que um nutriente, terapia ou medicamento terá um efeito positivo, o processo de cura será inibido. A consulta a profissionais da saúde que agem no sentido de entrar em ressonância com o paciente auxilia a remover dúvidas e interferências no processo de cura.

Exercícios simples para facilitar a ressonância

Eis dois exercícios simples para praticar a ressonância. O primeiro ajudará você a se concentrar no presente. Isso é importante quando nos conectamos com uma fonte de informações de cura, como no caso de um tratamento médico. Se você for um profissional da área da saúde, talvez seja você a fonte de informações; portanto, estar focado no presente, juntamente com os pacientes, facilita o fluxo de informações.

A seguir apresento um exercício de comunicação que usa uma técnica conhecida como "escuta ativa". Esse exercício realmente ajuda as pessoas a se conectarem durante uma conversa. Utilizo muito essa técnica em meu consultório e me esforço constantemente para melhorá-la. Percebo que ela facilita a comunicação num nível profundo e, com frequência, me ajuda a chegar à raiz do problema.

O aprendizado dessas novas habilidades costuma exigir que a pessoa repita os exercícios muitas vezes antes de obter resultados. Mas surgem geralmente diversas oportunidades de praticar essas técnicas todos os dias. Tudo o que você precisa é estar atento quanto ao momento adequado de colocá-las em ação.

Exercício 1: Permanecer no momento presente

Há uma história zen sobre um monge sendo perseguido por um tigre. O monge salta sobre um precipício e fica preso no galho de uma trepadeira, com um rio turbulento correndo abaixo. Ele percebe que um camundongo começa a roer o galho. Então vê um morango maduro num arbusto próximo. O monge colhe o morango e o come, saboreando seu esplêndido sabor. A moral da história é, evidentemente, viver no momento presente. O nosso monge consegue saborear o delicioso morango apesar do desastre iminente.

Nós só temos controle sobre o que acontece no presente. Os pensamentos sobre o passado ou o futuro consomem a energia daquilo que é necessário para o presente. O exercício seguinte ajudará você a se concentrar no presente.

> Pegue uma folha de papel e divida-a em três partes. Rotule as partes de passado, presente e futuro. A folha de papel pode representar uma hora ou um dia. Dedique alguns momentos à reflexão sobre os seus pensamentos naquele período de tempo; a seguir anote-os na parte apropriada do papel. Pense a respeito da quantidade de energia associada a cada pensamento. Então risque todos os pensamentos escritos nos pedaços de papel correspondentes ao passado e ao futuro. Eles representam energia desperdiçada. Depois, observe os pensamentos na parte do papel dedicada ao presente. Risque todos os pensamentos a respeito de coisas sobre as quais você não tem controle. Mais energia desperdiçada. Os que sobrarem serão os pensamentos relacionados ao presente. A seguir, calcule a porcentagem de tempo que você gasta pensando sobre o passado e o futuro. Por exemplo, se houver três pensamentos listados no segmento reservado ao passado, três no presente e três no futuro, você vai deduzir que passa mais da metade do seu tempo pensando sobre o passado e o futuro. Quando se conscientizar disso, você pode passar a usar as seguintes técnicas para se focar no presente:

1. Abandone os pensamentos desnecessários. Quando pensamentos sobre o passado ou o futuro vierem à sua mente, aja conscientemente no sentido de liberá-los. Preste atenção neles e, em seguida, deixe que se dissipem. Não lhes dê energia, permitindo que persistam.
2. Se você precisar pensar sobre alguma coisa que aconteceu no passado ou que vai acontecer no futuro, determine um período limitado de tempo para fazê-lo. Por exemplo, você pode dizer que vai passar a hora seguinte planejando algo ou refletindo sobre algum acontecimento passado.
3. Não permita que as outras pessoas controlem seu tempo e não o preencha apenas por preencher. Aprenda a interromper conversas indesejáveis. Evite distrações, especialmente se você for um profissional da saúde. Telefone celular, *pager* e computador são exemplos de distrações. Também destine um período limitado de tempo para usá-los.

Assim como no aprendizado de qualquer nova habilidade, estar no presente exige prática. Depois de algum tempo, você notará os benefícios de estar no momento presente. Seu dia fluirá de modo mais fácil. Os terapeutas perceberão que os pacientes respondem melhor. Os pacientes experimentarão uma ligação mais profunda com o seu terapeuta. Isso será acompanhado por uma calma e uma fluência em relação ao ambiente circundante.

Exercício 2: Escuta ativa

Você pode usar a escuta ativa para estabelecer contato com o que as outras pessoas estão dizendo. A escuta ativa envolve acessar os sentimentos subjacentes da outra pessoa e refleti-los de volta a ela. O ouvinte permanece presente com o falante e não faz julgamentos sobre o que lhe é dito. Ele simplesmente reflete de volta sua interpretação de como o falante se sente. A escuta ativa é um ótimo exemplo de combinação de impedâncias e, quando executada de modo adequado, as informações fluem prontamente.

Use as seguintes instruções para praticar a escuta ativa.

- Preste realmente atenção ao falante. Aquiete sua mente e evite pensar sobre o que deseja dizer a seguir.
- Ouça o falante sem o julgar. O foco deve estar sobre a compreensão e não sobre a solução do problema.

- Espelhe para o falante aquilo que você acha que ele sente. Continue a fazê-lo até que ele reconheça que você o compreendeu.
- Mantenha contato visual.
- Incline e balance a cabeça para confirmar que compreendeu os argumentos.
- Espelhe a linguagem corporal do falante.

O diálogo seguinte ajudará você a usar a escuta ativa. Uma lista de respostas acompanha as afirmações. Escolha as respostas que representem uma escuta ativa.

> Jenny está preocupada com sua dor de estômago. Ela diz: "Doutor, tenho tido essa dor de estômago constantemente nas últimas duas semanas. Acho que estou muito doente".

1. Não se preocupe, Jenny, provavelmente não é nada sério.
2. Precisamos fazer alguns exames para descobrir o que está acontecendo.
3. Percebo que você está preocupada com essa dor.
4. A dor piora depois de comer?
5. Percebo certa ansiedade em sua voz.

As frases que indicam uma escuta ativa são as de número 3 e 5. Algumas pessoas tendem a funcionar no "modo resolução de problemas". Às vezes estamos pressionados e precisamos obter o maior número possível de informações para solucionar um problema. Na área da cura, uma das dificuldades é que a doença é vista como algo separado da pessoa. A abordagem "resolução de problemas" tende a agir contra a ressonância.

A falta de compreensão em nível emocional pode gerar dúvida. Tenho presenciado isso muitas vezes em meu consultório. Por exemplo, uma paciente com um diagnóstico recente de fibromialgia, feito por um médico especialista, veio me procurar. Ela estava obviamente preocupada com o problema. Explicou que o médico fizera o exame e lhe dera o diagnóstico de uma maneira trivial. Ele pegara uma receita já preenchida e lhe oferecera um folheto. A paciente ficou desconcertada com o fato de seu complexo conjunto de problemas ter sido reduzido essencialmente a duas folhas de papel. A consulta toda, inclusive o exame, tinha durado cerca de dez minutos! Como resultado da maneira como o médico lidara com seu problema, ela veio ao meu consultório em busca de ajuda. Ela tinha evidentemente dúvidas sobre o seu médico, embora, em minha opinião, o diagnóstico e o tratamento prescrito estivessem corretos. Uma pequena ressonância teria provavelmente feito uma grande diferença nesse caso.

Podemos aplicar o conceito de ressonância a todos os canais de cura, com o objetivo de maximizar o fluxo das informações de cura. A maneira de fazer isso depende da fonte. Por exemplo, se você estiver usando fontes moleculares ou de energia, precisa levar em consideração a dose ou a intensidade da fonte. A ressonância com fontes não locais e com fontes da mente-corpo ocorre quando se entra em contato com a fonte. Consegue-se isso por meio de diversas técnicas que serão apresentadas em capítulos posteriores.

CAPÍTULO 5

O MISTERIOSO CANAL NÃO LOCAL

Logo que me graduei na escola profissionalizante, minha mente estava cheia de informações analíticas e eu não receava usá-las. Quando olho para trás, tenho certeza de que meus pacientes absorviam cerca de 1% daquilo que eu dizia!

Depois de alguns anos usando essa abordagem bastante mecânica em minha prática profissional, passei por uma transformação, por uma mudança de paradigma. Meus professores na faculdade falavam de consciência de cura e de vitalismo, porém era difícil para mim adotar esses conceitos. Como alguém pode usar técnicas para as quais não existe uma explicação mensurável? Lembro-me de quando a transformação começou. Eu estava trabalhando com um grande número de pacientes e realmente focado no momento presente, ou como se diz, "tudo correndo às mil maravilhas".

Eu tinha tido experiências semelhantes, nas quais parece que tudo flui. Passava de um paciente para outro quando, de alguma maneira, decidi abandonar o meu lado analítico e apenas tratá-los. Passei a me concentrar, com cada paciente, na intenção de curar. Basicamente, interrompi a análise incessante e me tornei apenas um veículo de informações de cura. Foi como desobstruir o caminho e deixar que um poder maior me guiasse. Os meus tratamentos se tornaram mais simples e minhas explicações aos pacientes mais claras. Muitas das batalhas diárias cessaram e eu comecei a me sentir menos cansado no final de um longo dia de trabalho.

O que experimentei foi o fluxo das informações através do canal não local. As informações fluíam de seu próprio campo para mim e para os meus pacientes. Muitos profissionais envolvidos nas artes da cura vivenciaram transformações semelhantes, nas quais transcenderam a parte mecânica de suas profissões. O que será que estava em ação nesses casos? Será que existiam conexões informacionais além dos limites do plano mecanicista? Será que a mera intenção é capaz de curar?

Veremos que a intenção desempenha, de fato, um importante papel na cura. As nossas intenções atuam como fontes de informações de cura. As informações viajam instantaneamente através daquilo que é conhecido como "canal não local". O processo inteiro é cercado de uma aura de mistério. Desafia a lógica e as leis da física. Alguns cientistas corajosos têm explorado esse estranho fenômeno da não localidade. Nós agradecemos a eles por isso, pois suas contribuições abriram uma fronteira inteiramente nova para o pensamento.

Acontecimentos locais e não locais

Imagine-se em pé, com o braço estendido e segurando uma bola. Você solta a bola e observa-a cair de sua mão e bater no chão. O que observou foi um evento local. Os eventos locais são descritos em termos da física clássica; isso significa que podemos usar as leis da física clássica para descrever o acontecimento. A maioria dos acontecimentos do dia a dia que observamos é considerada local. No caso de nossa bola, podemos calcular a energia potencial na posição inicial, a velocidade com a qual ela cai, a distância que cobre e assim por diante. Todos esses cálculos são feitos com precisão por meio da física clássica.

Contudo, digamos que você solta a bola novamente, mas agora observa um evento muito estranho. Em vez de acompanhar a queda da bola, você a vê aparecer no chão instantaneamente. Num momento, ela está em sua mão, no momento seguinte está no chão. Não há nada de permeio. A bola está ou em sua mão ou no chão.

O que você observou foi um evento não local. Os eventos não locais têm propriedades muito estranhas, que não são explicadas pela física clássica. Considerando que você manteve os olhos na bola o tempo todo, ela deve ter se movido a uma velocidade superior a da luz para atingir o solo tão rapidamente. De acordo com a física clássica, nada pode se mover mais depressa que a luz.

Os acontecimentos não locais têm três características que os distinguem. Eles não transmitem um sinal nem propagam uma força através de um meio. Não perdem força com a variação da distância. Finalmente, para que um evento ocorra na física clássica, deve haver um momento inicial e um momento final. O acontecimento tem existência ao longo de um *continuum* temporal. Já os eventos não locais ocorrem instantaneamente, o que é uma impossibilidade em relação à física clássica. O intervalo de tempo num acontecimento não local parece ser infinitamente pequeno.

Transmissão não local de informações

As informações de cura conseguem fluir através de um canal não local. Várias técnicas de cura abrangem a não localidade, incluindo o reiki, a homeopatia e a prece. Alguns terapeutas afirmam haver uma transmissão de energia curativa. O problema é que ninguém até agora foi capaz de detectar ou medir qualquer energia. É possível que uma diminuta quantidade de energia ou uma energia de um tipo desconhecido seja medida no futuro. Ou talvez não haja energia alguma. Pode ocorrer que os terapeutas sejam capazes de transmitir a informação pura.

Parece que, quando duas pessoas estabelecem um relacionamento, elas também se interligam de alguma maneira. É como fazer uma ligação telefônica para um amigo. Você disca o número e ouve a voz dele. Há uma comunicação física entre vocês. Essa conexão pode ter a forma de fios ou de micro-ondas. A mesma coisa acontece quando você se relaciona com alguém. Essa conexão, entretanto, não é física. Ela ocorre num nível quântico. Seu relacionamento com o outro constitui aquilo que é conhecido na física quântica como "entrelaçamento".

Quando duas pessoas se tornam entrelaçadas, num sentido quântico, elas são capazes de transferir informações não localmente. O entrelaçamento é um dos fenômenos misteriosos da física quântica. Seu conceito foi desenvolvido como resposta a um potencial paradoxo enunciado por Albert Einstein com o objetivo de refutar a física quântica.

Durante muito tempo, Einstein não aceitou totalmente a física quântica. Na verdade, a física quântica e a teoria da relatividade do próprio Einstein não se adaptam uma à outra. Parecem se contradizer mutuamente. Einstein achava que a física quântica estava errada, particularmente a ideia de que vivemos num universo feito de probabilidades – daí sua famosa frase "Deus não joga dados" com o universo.

Einstein queria contestar a física quântica; por isso ele, Boris Podolski e Nathan Rosen enunciaram um paradoxo em 1935, conhecido como o "experimento mental EPR" [em que EPR é a junção das iniciais de Einstein, Podolski e Rosen]. Sua ideia era criar um par de partículas a partir da mesma fonte, de modo que, se a rotação (*spin*) de uma das partículas fosse num sentido, digamos para a direita, o da outra seria para a esquerda.

Ao serem criadas, as partículas são fisicamente afastadas, mantendo uma grande distância entre si. Digamos que a partícula A seja enviada para a cidade de Washington, nos Estados Unidos, e a partícula B, para Sidney, na Austrália (uma distância razoável!). Então medimos a partícula A em Washington e descobrimos que sua rotação é para a direita – portanto, sabemos instantaneamente que a partícula B está girando para a esquerda. Antes de fazermos a medição da partícula A, a probabilidade de que qualquer uma das partículas tivesse uma rotação para a direita ou para a esquerda era de 50%. Depois do processo de medição da partícula A em Washington, conhecemos com certeza a direção da rotação da partícula B. Como a partícula B, em Sidney, sabia qual era o resultado do experimento em Washington?

Einstein sabia que nada se deslocava a uma velocidade maior que a da luz. Portanto, se uma das partículas se comunicava com a outra de alguma maneira, a mensagem não podia viajar numa velocidade superior à da luz. Mas a informação parecia ser trocada instantaneamente entre as partículas. Einstein conhecia a impossibilidade de isso acontecer e teve muita dificuldade em aceitar o que foi evidenciado.

Um dos descobridores da física quântica, Niels Bohr, descreveu os resultados do experimento mental EPR em termos de um *relacionamento* entre as duas partículas e um observador. Os três estavam ligados de alguma maneira, formando um sistema. Foi dito que as partículas estavam *entrelaçadas*.

Em 1964, o físico John Bell elaborou um ensaio científico engenhoso para testar a proposta de Einstein. Bell desenvolveu um teorema para descrever a intensidade desse relacionamento entre partículas. O teorema de Bell inspirou inúmeros experimentos. Os resultados deles sustentaram a explicação de Bohr quanto ao experimento EPR. Em outras palavras, quando estavam relacionadas (entrelaçadas), as partículas eram, de algum modo, capazes de se comunicar uma com a outra.

Partículas como as do experimento mental EPR existem no que é conhecido como "estados indeterminados". Isto é, elas existem em múltiplos estados ao mesmo tempo. Dissemos que a rotação da partícula A poderia ser para a direita ou para a esquerda. Na realidade, essa não é uma afirmação verdadeira porque, de acordo com a física quântica, a partícula está, de fato, girando em ambas as direções ao mesmo tempo! Ela tem o *potencial* de girar em uma ou em outra direção, mas começa girando em ambas as direções. Isto é, até que a consciência entre em cena. Uma vez que a consciência observe a partícula, o estado indeterminado para de existir. A consciência, por qualquer razão, escolhe em que estado a partícula vai existir. Em nosso caso, a partícula vai girar para a direita ou para a esquerda.

A física quântica nos diz que há esse tipo de conexão entre a matéria e a consciência. Essa interligação permite a transmissão instantânea da informação. Em outras palavras, a informação é transmitida não localmente. A consciência desempenha um papel muito importante na atribuição de um sentido ao universo. A consciência não é somente a nossa interligação com o mundo físico, mas ela também o define de alguma maneira.

Se a consciência está de algum modo ligada aos eventos físicos, então como essa informação se desloca? Ou ela viaja através do quê? Essas são perguntas difíceis, sem respostas concretas. Contudo, dois pesquisadores descobriram alguns indícios. Experimentos feitos por Alain Aspect e Nicolas Gisin nas décadas de 1980 e 1990 demonstraram que a velocidade de transferência das informações entre as partículas era muito maior do que a da luz. O experimento de Aspect e Gisin resultou numa velocidade 20 mil vezes superior à da luz![1] Tudo indica que as partículas estão interligadas de tal maneira, que há uma transmissão praticamente instantânea de informações.

Também foi demonstrado recentemente que, se uma terceira partícula estiver entrelaçada com uma das partículas do par original e contiver informações codificadas, então, quando uma das partículas for medida juntamente com a terceira, a partícula remanescente assume de alguma maneira o estado quântico da terceira partícula. Isso significa que a informação pode ser transmitida quase instantaneamente para uma das partículas. Os físicos chamam a esse fenômeno "teletransporte quântico".

Um artigo do dr. Larry Dossey chama a atenção para uma importante implicação da interligação entre consciência e matéria. Ele pergunta: se as partículas existiam antes da consciência, em que estado elas se encontravam? Se é necessário existir a consciência para que observemos as ondas, poderíamos então supor que, sem a consciência, não há ondas. O dr. Dossey continua:

> As ondas e as forças elétrica e magnética [...] fazem parte de nossos esforços para compreender esse mecanismo e retratá-lo para nós mesmos. Antes de a humanidade entrar em cena não havia ondas, força elétrica ou força magnética; elas não foram criadas por Deus, mas por Huygens, Fresnel, Faraday e Maxwell.[2]

A afirmação de Dossey contém a inferência de que a consciência revela uma capacidade de mudar o mundo físico. Isso teria evidentemente de ocorrer dentro dos limites das leis do mundo físico. Por exemplo, você não pode usar a consciência para abrir portas – pelo menos, esse seria um acontecimento improvável. Talvez todos os acontecimentos sejam possíveis, porém alguns são bastante improváveis. Outra implicação é que a matéria existe em estados indeterminados até ser observada. O universo é um conjunto de possibilidades, com certas possibilidades se manifestando ao serem observadas. Se considerarmos isso em termos de informação, veremos que o universo contém grandes quantidades de informação que não se apresentam numa forma contextual.

Segundo o físico David Bohm, há por toda parte um campo daquilo que é conhecido como "informação potencialmente ativa". O campo de informação de Bohm é análogo ao campo do ponto zero.[3] A consciência ativa essa informação. A consciência coloca a informação numa forma contextual; ela lhe dá significado.

Comunicação não local entre pessoas

Será que as pessoas são capazes de criar relacionamentos que lhes possibilitem trocar informações não locais? Essas informações poderão ser usadas na cura? A resposta a essas perguntas parece ser "sim". Na verdade, existe um número considerável de pesquisas que apoia essa ideia. Grande parte dessas pesquisas envolve pessoas que afetam os dados de saída de máquinas conhecidas como "geradores de eventos aleatórios" ou REGs (*Random Event Generators*). Essas máquinas, cuidadosamente projetadas, são capazes de produzir uma cadeia aleatória de números. Se um ser humano conseguir mudar os dados de saída de um REG ao simplesmente pensar sobre eles, deve haver alguma ligação entre o ser humano e a máquina.

A construção de uma máquina realmente aleatória não constitui uma tarefa fácil, especialmente de um tipo que produz aleatoriedade a partir de eventos quânticos. Helmut Schmidt construiu uma máquina dessa natureza.[4] Ele utilizou o decaimento de um isótopo radiativo (estrôncio-90) como fonte de eventos aleatórios. O decaimento dos elementos radiativos é um processo aleatório. À medida que o isótopo decai, ele emite um elétron. A emissão de um elétron não pode ser prevista, pois se trata de um acontecimento realmente aleatório.

Schmidt conectou o isótopo a um contador que percorria continuamente uma sequência de números entre um e quatro. Quando eram emitidos pelo isótopo, os elétrons atingiam um detector que fazia parar o contador. Quatro luzes representavam a saída de dados do contador. No momento em que um elétron o atingia, uma das quatro luzes se acendia. Devido à aleatoriedade, ninguém podia prever com precisão qual das luzes se acenderia a seguir.

Um participante teria 25% de chances de acertar a próxima luz, de acordo com o acaso. Qualquer desvio do acaso indicaria que o participante tinha afetado a máquina de alguma maneira. Schmidt desejava o efeito mais forte possível, por isso decidiu usar pessoas que achavam que seriam capazes de transmitir informações não localmente. Schmidt optou por usar sensitivos para testar sua hipótese. Ele conduziu muitos experimentos e encontrou um índice de sucesso de 27%, em vez dos 25% prognosticados pelo acaso.

À primeira vista, esse efeito pode parecer bastante insignificante. Possivelmente, os resultados indicavam um erro; porém, no mundo da estatística, se o efeito for sustentado pelo teste estatístico, ele será considerado forte. Os resultados de Schmidt se mantiveram após um rigoroso teste estatístico. Os dados realmente mostraram que os sujeitos do experimento exerceram algum tipo de efeito sobre a máquina.[5]

Os estudos iniciais de Schmidt com os REGs chamaram a atenção de outros pesquisadores, inclusive Robert Jahn, fundador do Princeton Engineering Anomalies Research Center (PEAR). Robert Jahn é um físico cujo trabalho em áreas tais como a dinâmica do plasma e a engenharia aeronáutica é altamente respeitado. Jahn se envolveu inicialmente com os estudos que utilizavam o REG por causa do trabalho de um aluno de pós-graduação que ele estava orientando. Como o estudante forneceu um bom argumento para a pesquisa da conexão entre o ser humano e a máquina, Jahn decidiu se dedicar a esse tipo de pesquisa. Ao lado da psicóloga Brenda Dunne, ele dirigiu vários estudos sobre a conexão mente-máquina.

Eles desenvolveram seu próprio REG, utilizando um gerador eletrônico de ruídos aleatórios, em vez de um isótopo, para produzir os eventos aleatórios. Seu REG produzia números binários (1 e 0). Os participantes do experimento sentavam-se diante da máquina e tentavam influenciá-la por meio da vontade para que ela produzisse uma maior quantidade de uns do que de zeros; seguia-se outra tentativa, agora para produzir uma quantidade maior de zeros do que de uns. Esse tipo de configuração permitia um grande número de tentativas. Jahn e Dunne também usaram um teste estatístico mais sofisticado para analisar os dados, buscando desvios da média num conjunto de dados.

Depois da primeira série de testes, os pesquisadores analisaram os dados. Qualquer estudioso racional teria dificuldade de aceitar o que eles descobriram. Os dados mostraram nitidamente que a distribuição se desviava para a direita num dos experimentos e para a esquerda no outro. Eles literalmente tiveram uma prova científica incontestável de que os sujeitos de estudo haviam influenciado as máquinas! De alguma maneira, eles foram capazes de se conectar com as REGs e modificar os dados de saída.[6]

Esses resultados iniciais geraram muitos estudos subsequentes com novos REGs e em situações diferentes. Um membro da equipe do PEAR, Roger E. Nelson, fez uma avaliação de todas as pesquisas feitas com os REGs. Segundo Nelson, 108 sujeitos haviam realizado 1.262 reproduções experimentais, que consistiram em 5,6 milhões de tentativas de investigar esse fenômeno. Dentre outras variáveis nesses experimentos estavam as diferenças individuais entre os participantes, suas localizações, o tipo de fonte aleatória, o tipo de *feedback*, o tempo de duração das seções e as mudanças no efeito ao longo do tempo.[7]

Os resultados desses experimentos indicaram um forte relacionamento entre a intenção e os dados de saída dos geradores de eventos aleatórios.

Isso constitui uma forte evidência científica de que os seres humanos conseguem afetar as máquinas por meio da intenção. As pesquisas também demonstraram que o efeito foi maior quando houve cooperação entre dois participantes ou no caso de casais com um forte vínculo, e não diminuiu com a distância. O efeito foi ainda maior quando os sujeitos faziam parte de um grupo que apresentava um "aspecto unificador temático ou cerimonial".[8] Em outras palavras, é o relacionamento entre as pessoas que causa o entrelaçamento entre elas.

Mas será que todos têm igualmente essa capacidade? Um estudo conduzido por uma equipe composta por Cindy Crawford, Wayne Jonas (médico), Roger Nelson e o casal Margaret e Mietek Wirkus examinou as diferenças entre os REGs instalados em uma biblioteca e um consultório médico.

Wirkus é um terapeuta bioenergético internacionalmente conhecido, nascido na Polônia, que usa a energia curativa para tratar os pacientes. Seu tratamento consiste principalmente em sessões de 15 minutos cada, durante as quais ele realiza um exame inicial do paciente, seguido de irradiação de bioenergia para as áreas que dela necessitam. A equipe colocou um REG na sala de tratamento e outro, como controle, numa biblioteca a sete quilômetros de distância. Os dois REGs foram cuidadosamente calibrados entre si por meio da utilização de dados fornecidos por um milhão de ensaios. Os dois REGs deveriam produzir exatamente o mesmo conjunto estatístico de dados.

A equipe de pesquisadores foi minuciosa no controle de variáveis como a temperatura e a atenção que Wirkus teria dado ao REG. Três experimentos foram realizados em momentos diferentes. Basicamente, consistia em ligar o REG 30 minutos antes da sessão terapêutica e deixá-lo em funcionamento durante 30 minutos após a sessão. A ideia era que o REG se desviaria dos resultados estatisticamente neutros durante as sessões terapêuticas. Quando um REG se desvia do resultado neutro, o fenômeno é conhecido como "anomalia". Portanto, os pesquisadores esperavam um número maior de anomalias durante as sessões terapêuticas, em comparação com o REG de controle, instalado na biblioteca.

O que descobriram foi que o REG do consultório de Wirkus produziu realmente mais anomalias que o REG da biblioteca. Em média, o REG do consultório produziu 34% mais anomalias que o REG da biblioteca. O resultado foi estatisticamente significativo e não pode ser atribuído ao acaso.

Houve um efeito definido, produzido pelo terapeuta. Os pesquisadores interpretaram que os resultados desse experimento eram equivalentes aos de todas as pesquisas com REGs:

> Uma das explicações invoca um processo pelo qual a IC (intenção de cura) reduz ativamente a desordem (entropia) do ambiente. O conceito é que participar de um encontro curativo altera o grau de desordem no espaço associado a esse encontro, resultando em maior ordem e homeostase para os pacientes.[9]

Outra pesquisa investigou os efeitos da intenção de cura sobre o crescimento de bactérias,[10] a cicatrização de ferimentos em ratos[11] e o nível de condução da pele.[12] Alguns experimentos investigaram a percepção que um sujeito experimenta de estar sendo observado. Todos esses estudos indicaram que a intensidade do efeito entre pessoas é maior que o efeito entre pessoa e máquina.

O canal não local

Um elemento comum a todas as pesquisas acima é que as pessoas se mostram capazes de reduzir a aleatoriedade em outra pessoa ou numa máquina. A aleatoriedade diminui com a adição de informações. Todas as provas apontam para a ideia de que os seres humanos conseguem transferir informações de modo não local. Contudo, como exatamente ocorre uma transferência miraculosa como essa?

Aparentemente, não existe qualquer explicação convencional para essas ocorrências. Quando tentam encontrar ou medir a energia, os cientistas não obtêm sucesso. A energia não pode ser responsável por essas anomalias, pois ela precisa obedecer às leis da física, não lhe sendo possível se deslocar a uma velocidade superior a da luz. A transferência de energia não é capaz de explicar uma transferência instantânea de informações. Da mesma maneira, a energia diminui com a distância. Se ela fosse responsável pelo fenômeno, a intensidade do efeito diminuiria com a distância. Novamente, não é isso que ocorre. A intensidade do efeito não parece depender da distância.

Uma teoria referente à transferência de informações, desenvolvida pelos pesquisadores Jahn e Dunne, descreve a troca de informações entre indivíduos como algo que ocorre num sistema interligado.[13] Quando uma pessoa faz parte de um sistema, sua identidade consciente individual decresce à medida que ela se liga ao sistema. Isso é muito semelhante à situação em que a pessoa é membro de um grupo. Os membros do grupo estão relacionados de algum modo. Por exemplo, um grande número de igrejas encoraja suas congregações a orarem por fiéis que ficaram doentes. Os membros se envolvem num relacionamento em que cada um perde parte de sua identidade pessoal em favor da identidade grupal. Num sentido quântico, seus membros estão entrelaçados; estão inter-relacionados de certa maneira. O relacionamento entre os membros de um grupo reduz a entropia do grupo. Este se torna menos aleatório devido a essas conexões. Uma vez que essas conexões tenham sido estabelecidas, é mais fácil para os membros do grupo enviar informações de cura não locais.

O ser humano consegue enviar informações de modo não local e essa capacidade melhora quando ele cria relacionamentos com outros seres humanos. A consciência permite a transmissão de informações não locais por meio de sua capacidade de fazer escolhas. Por isso, a consciência deve se mover na direção das escolhas. Ela deve ter algum tipo de propósito; deve ter uma intenção.

A intenção tem muito poder no que se refere à troca de informações. A consciência atua por meio das nossas intenções a fim de afetar o universo físico. Entretanto, a intenção é uma rua de duas mãos. As nossas intenções podem nos ajudar na cura ou nos ferir. Podem tornar a nossa vida mais fácil ou muito mais difícil. Como afirma o velho ditado: "Cuidado com aquilo que você deseja...".

A intenção de cura

A intenção de cura abrange a transmissão de informações de cura por meio de um canal não local. Quando eu decidi incorporar a intenção de cura à minha prática profissional, os meus pacientes melhoraram. A intenção de cura é um aspecto extremamente importante da cura. Nossa consciência se revela continuamente receptiva a novas informações. Ela também busca aquilo que é necessário. Se uma pessoa precisar de cura e estiver receptiva à troca de informações, sua consciência irá procurar as informações necessárias para o processo de recuperação. Esse é um conceito tão importante, que acredito que todos os profissionais da área da saúde deveriam incorporar a intenção de cura em seus tratamentos.

A consciência dá significado à nossa vida. A nossa consciência individual, por meio da intenção, está sempre buscando, sempre coletando informações a partir do ambiente que a cerca, com o objetivo de colocá-las dentro de um contexto, de lhes fornecer um significado. Existem ilimitados estados possíveis de existência. Nossa consciência faz sua escolha entre esses estados.

Nesse caso, por que então fazemos as coisas que fazemos? Por que alguns de nós continuamos a seguir padrões disfuncionais de comportamento, a atrair o mesmo tipo de pessoa para a nossa vida e a obter no final os mesmos resultados? Parte da resposta se encontra em nossa genética e neurofisiologia, e parte está em nossas intenções. Nosso cérebro estabelece padrões neurais desde o início de nossa vida. Alguns de nossos comportamentos se instalam na época do nascimento e tendem a se expressar de determinadas maneiras, herdadas de nossa família. Quanto mais esses comportamentos se manifestam, mais fortes as conexões neurais se tornam e mais difícil é mudá-las.

Assim, como podemos mudar esses padrões? Muitos livros didáticos de psicologia foram escritos sobre o assunto, mas estamos interessados aqui na ideia de informação. Portanto, uma das maneiras de lidar com isso é a aquisição de informações. Elas proporcionam uma base para uma mudança contextual. O contexto no qual percebemos os acontecimentos, nossa compreensão do mundo, muda com o acréscimo de novas informações. Todos nós já vivemos essa experiência. Tínhamos uma visão particular de alguma coisa, depois aprendemos algo novo sobre a questão e nossa visão se tornou inteiramente diferente.

A chave é percebermos que existe alguma coisa para ser aprendida e abordarmos o assunto com a mente aberta, sem julgar. Deixemos que a consciência busque as informações em sua forma mais pura, guiada pela nossa intenção de cura, livre de empecilhos criados por noções preconcebidas e com empatia e compreensão. Quando essa abordagem é adotada, o universo nos oferece informações ilimitadas.

A atenção é o primeiro passo no sentido de uma mudança de percepção. Devemos estar atentos para o fato de que uma mudança pode ocorrer, e também conscientes de nosso papel na criação de nossos padrões presentes de pensamento. Quando nossa percepção se torna mais clara, o canal se abre para que as informações fluam na direção da consciência. Assim, à medida que aprendemos sobre as nossas doenças e compreendemos melhor o nosso papel no processo patológico, passamos a ser mais capazes de alterar esse processo.

Por outro lado, se nos recusarmos a aceitar o nosso papel na doença ou negarmos sua existência, a nossa consciência apoiará a doença. Talvez você tenha observado uma experiência dessa natureza em alguém que conhece. Essa pessoa, por alguma razão, quer se agarrar à própria doença. Pode ser que ela tenha agido como vítima durante anos e a doença dá credibilidade à sua autoimagem. Talvez ela use sua enfermidade para manipular os outros ou para obter solidariedade e benefícios dos que estão à sua volta. Algumas pessoas chegam mesmo ao ponto de se definirem em termos da própria doença. Mal sabem elas que suas ações, na verdade, têm o efeito de apoiar a doença.

O emprego da intenção de cura é uma maneira muito potente de transmitir ou receber informações não locais. As informações de cura fluem com a intenção. E a intenção é uma peça importante no quebra-cabeça da recuperação de uma doença, podendo ser usada em conjunto com qualquer modalidade de tratamento.

CAPÍTULO 6

A UTILIZAÇÃO DO CANAL NÃO LOCAL

Imagine o poder que representa enviar informações de cura para qualquer pessoa, a qualquer momento e em qualquer lugar. Você pode, na realidade, fazer isso por meio do canal não local de informações. No capítulo anterior vimos que todas as coisas estão interconectadas num campo de informações. Uma mudança numa parte do campo causa uma alteração instantânea em algum outro ponto do campo.

Existem duas aptidões principais que devemos levar em consideração ao usarmos o canal não local. A primeira é a conexão com o campo de informações; a segunda é a recepção e o envio das informações de cura por intermédio da intenção.

Descobri que essas aptidões tiveram imenso valor em meu próprio processo de cura. No início foi um pouco difícil colocá-las em prática, mas se tornaram enfim parte da minha vida e continuam a ser até hoje. Elas me orientaram e me permitiram permanecer no caminho da recuperação, mantendo o curso durante os períodos tempestuosos. Saibam, houve momentos em que pensei que não conseguiria me curar. Eu tinha uma piora e ficava desanimado. Os antigos sintomas e padrões de comportamento voltavam. Algumas vezes, eu me afastava da intenção de cura e tentava novamente encobrir os sintomas com medicamentos, distrações e trabalho. Inicialmente, estabelecer uma intenção de cura é relativamente fácil, mas mantê-la durante os anos de doença pode revelar uma grande dificuldade.

Tenho uma crença tão forte na cura não local que, em minha opinião, todos os processos de recuperação deviam ser iniciados dessa maneira. Ela não requer muito tempo e esforço, mas exige persistência.

Como se conectar com a meditação

Provavelmente, a técnica mais usada e estudada para nos unirmos ao campo informacional seja a meditação. Há vários métodos de meditação, mas vamos examinar apenas um pequeno número deles. A meditação pode ser praticada por qualquer pessoa, pois é bastante simples. Você precisa somente de disposição para praticá-la e de um lugar calmo.

A consciência trabalha incessantemente para colocar as informações dentro de um contexto. Nossa ligação com a consciência ocorre por meio da mente. Como grande parte das informações que recebemos vem do mundo exterior, a nossa mente pode ser distraída pelos numerosos pensamentos gerados por fontes externas. Na meditação dirigimos nossa mente para o nosso interior à medida que diminuímos a quantidade de estímulos exteriores. A meditação aquieta a mente; no entanto, a percepção consciente ainda é mantida.

A meditação tem sido extensivamente estudada; esses estudos foram iniciados pelo trabalho do dr. Herbert Benson, médico, pesquisador de Harvard e autor do livro *The Relaxation Response*.[1] O dr. Benson fez a primeira pesquisa formal sobre meditação no mundo ocidental. Seu trabalho relacionou a meditação com diversos benefícios fisiológicos e psicológicos. Um grande número de estudos posteriores confirmou as pesquisas de Benson, acrescentando dados a elas.

Um dos métodos de meditação, chamado de "meditação transcendental" (MT), foi introduzido no Ocidente por Maharishi Mahesh Yogi em 1959. A MT ganhou popularidade quando diversas celebridades, incluindo os Beatles, aprenderam e passaram a praticar essa técnica. Desde então, milhões de outras pessoas aprenderam a meditar; e existe hoje uma universidade com o nome de Maharishi. De acordo com essa universidade, há mais de 500 estudos que reconhecem a eficácia da meditação.[2] Muitas clínicas e hospitais atuais ensinam a meditação como uma poderosa técnica para o controle do stress.

Um fascinante estudo, publicado no *Journal of Crime and Justice*, relatou que os índices criminais baixaram quando um grupo de pessoas meditou em cidades escolhidas por amostragem. O estudo original foi realizado em onze cidades, sendo mais tarde expandido para 48, com resultados próximos. O estudo foi controlado, usando-se outras cidades com características populacionais e índices criminais semelhantes. Aparentemente, uma comunidade de mentes atuando juntas em prol de uma causa comum pode influenciar a mente de outras pessoas de um modo não local.[3]

Técnicas de meditação

A primeira técnica que vamos descrever é chamada de "meditação de atenção plena" [*mindfulness*], que deriva da tradição budista conhecida como *vipassana*, na qual a pessoa se concentra no momento presente.

A atenção plena é um estado introspectivo no qual os pensamentos são observados ou percebidos cuidadosamente, porém sem que alguma análise ou ação seja empreendida. Para começar, encontre uma posição confortável (mas não excessivamente confortável), tal como sentado numa cadeira. A postura clássica para a meditação é a posição de lótus, com as pernas cruzadas; contudo, ela não é obrigatória se a pessoa se sentir desconfortável. Uma postura ereta ajuda, pois dá suporte à coluna vertebral. A ideia é você se sentir confortável, mas não sonolento. Você agirá no sentido de alcançar um estado de maior percepção consciente, por isso não deve adormecer. O ambiente precisa estar o máximo possível livre de distrações.

Assim que estiver na posição correta, feche os olhos ou então os relaxe, de modo que fiquem parcialmente fechados. A seguir, aquiete a mente por meio da respiração profunda (ver p. 112). Depois focalize sua atenção num objeto, palavra ou frase durante alguns minutos. Nesse momento, você estará pronto para começar a praticar a atenção plena. Quando os pensamentos lhe vierem à mente, apenas os perceba e observe, mas sem agir.

Algo importante acontece na prática da atenção plena: você começa a viver no momento presente. É surpreendente como passamos grande parte do dia sem viver no momento presente. Gastamos muito tempo pensando sobre aonde precisamos ir ou o que precisamos fazer no futuro. Uma agenda sobrecarregada, pensamentos sobre a ida para o trabalho ou a volta para casa, ou sobre o final de semana, são exemplos de que estamos vivendo no futuro. De modo semelhante, despendemos tempo pensando também a respeito do passado. O pensamento incessante sobre um problema que precisamos resolver ilustra bem o fato de não estarmos no momento presente.

Quando direciona a atenção consciente para o futuro ou para o passado, você produz ruídos no canal não local de informações. A atenção plena ajuda a reduzir esse ruído e permite que as informações fluam para o seu interior. Ela permite que você se distancie de sua mente e observe os pensamentos. Com isso, você aumenta sua percepção consciente do momento presente, bem como obtém uma perspectiva e uma compreensão mais profundas de seus pensamentos.

À medida que pensamentos passam por sua mente, é importante você não se envolver em qualquer análise ou reação a eles. Ao contrário, precisa aceitá-los porque eles são aquilo que está acontecendo no momento presente. A atenção plena não significa escapar à realidade; ela representa uma experiência mais completa da realidade. Quando vivencia a realidade num nível mais profundo, você melhora sua capacidade de lidar com ela.

Por exemplo, se você estiver usando a atenção plena como parte de um programa de cura e no momento está se sentindo mal ou com dor, é importante aceitar essas sensações para poder se ocupar delas de modo mais completo. Na atenção plena, você não deve tentar escapar da dor ou do mal-estar. Precisa acompanhar as sensações.

Você pode praticar a meditação de atenção plena a qualquer hora. Dedique um determinado período do dia para meditar, em que esteja livre de distrações, ou então permaneça recolhido em seu íntimo e plenamente atento durante todo o dia. Com alguma prática, torna-se mais fácil conseguir um estado de atenção plena. Em minha clínica, eu percebia com frequência que minha mente vagava, enquanto atendia os pacientes. Num consultório movimentado é difícil obedecer aos horários, pois alguns pacientes necessitam de mais tempo do que o reservado para eles. Eu achava muito difícil manter a minha atenção plena durante esses momentos de sobrecarga de trabalho porque podia perceber o barulho da sala de espera, que ia ficando cada vez mais cheia de pacientes. Foi preciso praticar bastante para que eu me tornasse capaz de usar pequenos segmentos de tempo para realmente me focar no momento presente.

Em especial, gosto de praticar a meditação de atenção plena quando faço exercícios. Um dos componentes de minha rotina de exercícios é andar numa esteira. A natureza repetitiva dessa atividade me ajuda a manter um estado de atenção plena. Já tive experiências semelhantes ao andar de bicicleta ou fazer caminhadas. A combinação da atenção plena com as endorfinas cria realmente um estado de calma.

Meditação da simples respiração

Este exercício simples pode ser feito em quase todos os momentos. Ele incorpora a respiração diafragmática e a meditação de atenção plena. De início, você precisa encontrar um lugar onde não haja distrações e onde possa se sentar confortavelmente. Os ambientes barulhentos também podem funcionar se você for capaz de alhear-se dos ruídos. Com a prática, conseguirá meditar em praticamente qualquer lugar.

Assim que se sentir confortável, feche suavemente os olhos e se concentre na respiração. Preste atenção na maneira como respira, especialmente como sua respiração começa. No início, a região do estômago deve se expandir. Seu abdome se expande e, no final da inspiração, seu peito se ergue levemente. Se perceber que inicia a respiração a partir dos ombros, procure relaxá-los. Observe o ritmo de sua respiração. Ela deve ser lenta e regular.

Continue a se concentrar na respiração, iniciando cada inspiração pelo abdome. Limpe sua mente de pensamentos que o distraiam. Se começar a pensar em alguma coisa além do ato de respirar, volte simplesmente sua atenção para a respiração. Você consegue reconhecer a presença dos pensamentos à medida que entram em sua mente, mas deixe-os ir embora. Não se detenha em nenhum pensamento específico.

Meditação focalizada

Outro método de meditação centraliza-se no foco em um objeto, palavra, som ou frase por um determinado período de tempo. Você inicia essa meditação depois de entrar num estado de relaxamento, usando a respiração profunda focalizada ou o relaxamento muscular progressivo. Mais uma vez, o objetivo do exercício é você conseguir relaxar, porém permanecendo alerta. Depois de atingir um estado de relaxamento, esvazie sua mente e se concentre no objeto. Se outros pensamentos lhe vierem à mente, você deve liberá-los e colocar novamente o foco da atenção no objeto.

Esse tipo de meditação também requer prática. No início, concentrar a atenção pode ser bastante difícil; talvez você se sinta inquieto e incapaz de controlar os pensamentos que passam incessantemente por sua mente. Se tiver dificuldade, comece com breves períodos de tempo, aumentando-os gradualmente, à medida que for dominando a técnica.

Meditação ativa

O envolvimento em certas atividades também pode induzir um estado meditativo. Tocar um instrumento musical, pintar ou apenas fazer uma caminhada são exemplos desse tipo de atividade. A mente se aquieta quando está envolvida com pensamentos criativos. É como se as ações viessem de outra fonte que não nossa própria mente. As atividades criativas são úteis num programa de cura.

Pintar ou tocar um instrumento pode se tornar uma parte efetiva do processo curativo e uma expressão de sentimentos associados com a cura. Nossa mente não apenas produz silenciosamente um estado de criatividade, mas nossos pensamentos e sentimentos mais íntimos são expressos por meio do ato criativo. É importante executar essas atividades de um modo realmente criativo, evitando o máximo possível os pensamentos lógicos, originados no hemisfério esquerdo do cérebro. Por exemplo, se você estiver tocando um instrumento, não se concentre intensamente em ler a partitura, toque simplesmente aquilo que lhe vier à mente.

A meditação pode ser responsável por um estado mais relaxado e calmo do ser. Com sua prática regular, você desenvolverá suas habilidades, de maneira a poder meditar praticamente em qualquer lugar. Talvez sinta uma ligação mais profunda com todas as coisas à sua volta, bem como com uma consciência superior. A meditação atua no sentido de abrir um canal não local para o campo de informações, por meio da redução dos ruídos e de modo que sua intenção de cura seja capaz de focalizar sua mente e se interligar com sua consciência. Sua intenção de curar fornece um profundo propósito, um profundo significado à sua vida. Quando todos os ruídos alheios ao processo são eliminados, seu propósito se manifesta. A consciência faz a interligação e as informações fluem. Muitos de nós conseguimos sentir essa interligação. Eu a descrevo como sendo um profundo conhecimento. Quando estive doente e fui forçado a lidar com meus problemas físicos, eu sabia em meu íntimo que, de algum modo, superaria finalmente a doença. Pessoas têm descrito a meditação como um senso profundo de segurança ou uma experiência de êxtase, em que tudo flui sem resistência alguma.

Intenção

Como vimos no capítulo anterior, a intenção de cura é uma das mais importantes formas de comunicação não local. Essa intenção significa simplesmente a prática de atividades com o objetivo de cura. Pode ser a pessoa doente que tem a intenção de se curar ou então o terapeuta que tem como objetivo a cura do paciente.

A intenção e a motivação estão intimamente relacionadas. A motivação tem duas origens principais. Uma pessoa é motivada interior ou exteriormente. A motivação pode ser explicada em termos psicológicos por aquilo que é chamado de *locus de controle*. O locus de controle baseia-se na Teoria de Aprendizagem Social, de Julian Rotter.

O *locus* de controle está relacionado com a percepção de controle em nossa vida. Se opera a partir de um *locus* interior de controle, você é motivado interiormente; isto é, sua vida é controlada por suas necessidades, desejos e ações. Se opera a partir de um *locus* exterior de controle, você é motivado exteriormente – isso significa que sua vida é controlada por outras pessoas ou situações.

Para Rotter, as pessoas são motivadas por estímulos positivos. Em outras palavras, elas buscam naturalmente os estímulos positivos e evitam os negativos. Também, segundo sua descrição, a personalidade está intimamente ligada ao ambiente. Não se pode separá-los. Se uma pessoa deseja mudar sua personalidade, terá de mudar o ambiente ou mudar seus próprios pensamentos.[4]

A personalidade não constitui uma entidade estática; pelo contrário, é dinâmica e mutável, assimilando informações continuamente, o que resulta em mudanças. Essa situação é análoga à do estudante que faz um curso para aprender uma nova matéria. No início, talvez o estudante tenha um conjunto de crenças, as quais serão alteradas à medida que o aprendizado progredir.

As pessoas interiormente motivadas se consideram responsáveis pelo fato de estar ou não obtendo um *feedback* positivo. As pessoas motivadas exteriormente consideram que forças ou acontecimentos exteriores são os responsáveis pelo *feedback*. As pessoas interiormente motivadas determinam que seu comportamento contribuiu para sua doença, enquanto aquelas com motivação exterior veem as influências exteriores como as responsáveis.

Vamos analisar duas pessoas fictícias, Mary e Joe. Ambas tiveram gripe. Mary possui um *locus* interior de controle; Joe tem um *locus* exterior de controle. Quando lhe perguntaram por que ficou doente, Mary deu respostas como:

"Não devo ter dormido o suficiente nos últimos dias".
"Tenho trabalhado demais ultimamente."
"Não tenho lavado as mãos tanto quanto deveria durante esta época do ano, em que a gripe se manifesta com mais frequência."

Joe respondeu:

"A gripe sempre me ataca nesta época do ano."
"Minha esposa ficou gripada e me contagiou."
"Meus colegas de trabalho ficaram gripados e me contagiaram."

Aqueles que são motivados interiormente parecem lidar melhor com as doenças. Assumem a responsabilidade pelo próprio papel no processo e têm maior controle sobre a doença. Por ser interiormente motivada, Mary tem muito mais chances de afetar os resultados.

Quem é mais exteriormente motivado tende a responsabilizar os outros, tais como médicos ou membros da família, por suas doenças. Algumas pessoas exteriormente motivadas veem a doença como um acontecimento trazido pelo acaso. Apenas tiveram "o azar" de contrair uma doença. Ou era "sua vez" de ficarem doentes. Esses indivíduos têm muito menos controle sobre o processo da doença. De fato, a mentalidade de "vítima" pode levar ao aumento da incidência de doenças.

Por que a motivação interior *versus* a exterior seria importante para a intenção de curar? As pessoas interiormente motivadas expressam a intenção de modo mais forte. As que dependem da motivação exterior consideram a intenção ou o propósito como um acontecimento exterior a elas. A motivação exterior inibe a conexão com o campo não local de informações, uma vez que ela não ocorre no íntimo da pessoa. A intenção precisa ser coerente com o objetivo dessa pessoa, a qual, no mais íntimo de seu ser, deve querer se curar.

Prática da intenção de cura

Os seres humanos praticam a intenção de cura todas as vezes em que agem com o propósito de curar. Ela ocorre sempre que alguém consulta um médico ou outro profissional da saúde, toma um medicamento ou se envolve em qualquer outra atividade curativa. A interligação já existe nessas atividades; é preciso apenas fortalecê-la e maximizá-la.

Para ajudar a maximizar essa ligação, a pessoa que tem tendência a ser exteriormente motivada deve se esforçar para que sua motivação se torne mais interior. Ela pode conseguir isso pela realização de algum trabalho introspectivo que investigue qual é o seu objetivo real. A intensidade do esforço depende de quanto a pessoa é motivada exteriormente. Em casos extremos, o paciente continua doente ou piora, numa tentativa de provar que seu médico está errado. Algumas pessoas se identificam tanto com sua doença, que resistem a dar qualquer passo na direção da saúde. O resultado disso é uma situação frustrante para os membros de sua família, os terapeutas e qualquer outro indivíduo que queira ajudar. Os pensamentos mais íntimos do paciente parecem estar dizendo algo como:

> Acho que vou tentar esta nova técnica, mas sei que ela não vai funcionar; talvez até mesmo piore o meu estado!

O primeiro passo para você se tornar mais interiormente motivado é assumir a responsabilidade pelo seu problema. Talvez suas ações tenham contribuído diretamente para o problema ou talvez não. O que quer que tenha acontecido, seu estado atual é de alguma maneira o resultado de seus pensamentos e ações. Para ajudá-lo a inverter o sentido de sua motivação, faça a você mesmo as seguintes perguntas e contemple em seu íntimo as respostas.

> Qual é o meu papel nesse problema?
> Quais foram as minhas ações que contribuíram para que ele se manifestasse?
> Que ações contribuíram para a minha situação de vida atual?
> O que fiz para me curar?
> Consigo ver minha melhora?
> Será que minhas ações vão afetar a minha melhora?
> Estou focalizado na cura?
> Sinto que tenho poder em relação à minha cura?
> Uso outras fontes de informação para complementar a minha recuperação?

Quando a sua intenção de cura estiver forte, você será recompensado com o progresso na direção da cura. Mas se você der poder aos outros ou se os acontecimentos exteriores obscurecerem sua intenção, haverá uma interferência no processo de cura. Quanto mais forte for a sua intenção de curar, mais firmemente você se conectará com o campo de informações.

Intenção de cura para os terapeutas

Esta seção é dedicada aos profissionais da saúde que desejam usar a intenção de cura em seu atendimento a pacientes. Pessoas leigas também descobrirão que esta seção será útil para avaliar a atuação desses profissionais.

Qualquer terapeuta envolvido com qualquer uma das artes de cura poderá utilizar a intenção de cura. Ela é muito simples de ser usada no trabalho do dia a dia, com qualquer paciente. As únicas exigências são estar presente no momento, ao lado do paciente, e se concentrar na conexão com o campo de informações, tendo por objetivo a cura. Parece simples, mas algumas vezes isso pode se transformar num desafio – especialmente, se você atender muitos pacientes ou se em seu consultório houver muitas coisas e situações que o distraiam.

Para usar a intenção de cura durante uma consulta, você precisa somente dar os seguintes passos:

1. Estar presente, junto ao paciente.
2. Dedicar alguns momentos para se conectar com o campo de informações.
3. Permitir que as informações fluam através de você para o paciente.

Estar presente

Este passo não precisa tomar muito tempo. Ele será tão breve ou tão longo quanto você desejar. Certamente, você deve estar sempre presente, junto aos pacientes, quando eles estiverem se comunicando com você. Isso significa manter o mínimo de distrações. Essa situação pode ser muito difícil se você não estiver habituado a lidar com ela. Uma vez que um grande número de pacientes chega e sai o dia todo, é comum o terapeuta ficar absorvido na "mecânica" de sua prática. A solução lógica dos problemas, a administração do quadro de funcionários e o atendimento de chamadas telefônicas de pacientes, vendedores e outros colegas – tudo isso desvia sua atenção dos pacientes.

Eu tive de me empenhar muito na prática desse conceito. À medida que o número de pacientes aumentava, também aumentavam as exigências em relação ao meu tempo e energia. Num certo ponto, comparei meu papel no consultório com o de um "equilibrista de pratos". O equilibrista de pratos é um artista de circo capaz de manter um grande número de pratos girando na extremidade de varetas. Ele começa com poucos pratos e vai acrescentando outros, um por um, até que um número inacreditável deles fica girando no ar. Durante o tempo todo, ele vai de prato em prato, não permitindo que percam a velocidade e caiam. Eu achava difícil me concentrar completamente num paciente porque sempre tinha a sensação de que um dos pratos estava para cair!

Depois de mudar minha maneira de agendar as consultas, depois de descartar meu *pager* e informar aos meus assistentes que não interrompessem as consultas, pude me concentrar mais nos pacientes e estar no momento presente, com eles. Isso me permitiu trabalhar com intenção de cura. Sempre senti que desempenhava com mais eficiência a minha função quando utilizava a intenção de cura e, de fato, os resultados melhoravam drasticamente. Não somente um número maior de pacientes se curou, mas também novos pacientes foram atraídos para a minha clínica.

Conectar-se com o campo de informações

Assim que for capaz de estar totalmente presente num determinado momento, você pode passar para o passo seguinte. Essa conexão é algo muito pessoal e você precisa se dedicar ao desenvolvimento do seu próprio método. Posso apresentar algumas técnicas para ajudá-lo; você então as modifica de acordo com a sua preferência. Quando você está em paz e centrado, essa ligação é conseguida com facilidade. Se estiver distraído, com dor ou doente, a conexão se torna mais difícil.

Para conseguir a conexão, você deve aquietar a mente, como na técnica da meditação de atenção plena, descrita anteriormente. Depois, forme uma imagem em que as informações de cura fluem através de você para o paciente ou faça uma pequena prece, ou faça ambas as coisas. O método usado para chegar a esse estado não importa. É a *intenção* que conta. Em meu consultório sempre reservo algum tempo para tocar fisicamente o paciente; como trabalho principalmente com pessoas que têm problemas musculoesqueléticos, preciso sempre examinar esses problemas de modo palpável. Isso me dá oportunidade de praticar a intenção de cura, por meio do meu próprio alinhamento, do uso da imagem mental e da repetição de uma breve afirmação.

Permitir que as informações fluam

A imagem que uso é a de uma luz que se origina no alto e flui através de mim, através de minhas mãos, para o paciente. Depois de estabelecer essa imagem de ligação, faço a seguinte afirmação:

> Luz divina, que está fluindo através de mim,
> Abençoe este paciente e permita que ele se cure.

O processo inteiro leva apenas alguns segundos. Sempre tenho uma sensação de calma e de interligação com o paciente. Você pode usar a afirmação acima ou criar a sua própria. Isso não tem um significado especial – é a intenção de curar que importa. Se você for uma pessoa mais visual, pode elaborar sua própria imagem de cura; ou se o seu tato for mais desenvolvido, concentre-se na sensação de curar.

Uma vez que esse tipo de transferência de informações ocorre de modo não local, não é necessário praticá-lo na presença do paciente. A transmissão instantânea de informações se processa em qualquer lugar, a qualquer hora. Por exemplo, você pode apenas permanecer centrado e pensar em um paciente se curando. As informações de cura são transferidas dessa maneira.

Às vezes penso a respeito de um paciente que interrompeu o tratamento, sem estar curado. Talvez tenham se passado meses ou anos desde a última consulta. Nesses momentos, focalizo a pessoa e recebo um profundo conhecimento de que ela vai voltar para completar seu processo de cura. Muitas vezes, ela telefona no mesmo dia. Já conversei com muitos outros terapeutas sobre esse fenômeno e eles me revelaram ter tido experiências semelhantes. Se um paciente precisar daquilo que você oferece, a consciência dele vai atraí-lo para você.

O exercício descrito na Figura 6.1 ajuda a desenvolver a intenção de cura. É melhor você passar algum tempo refletindo sobre o assunto antes de estabelecer sua intenção. Quando estiver preparado, anote-a por escrito e deixe que ela seja seu guia em seu processo de cura. Quando você adota o método de colocar por escrito a sua intenção, sua realidade muda. Você passa a obter controle sobre a sua saúde e se torna mais focado na cura. Permita que sua intenção guie sua cura.

Escreva a sua própria intenção de cura

Se estiver precisando se curar, você pode desenvolver sua própria intenção de cura. Use as seguintes orientações:

- Escreva sua intenção com o verbo no presente – por exemplo, use como afirmação "Estou me curando" ou "Minha dor está diminuindo". Frases como "Vou me curar" ou "Minha dor vai passar" estão escritas no futuro.
- Utilize afirmações bem definidas, tais como "Sei que estou me curando cada vez mais" ou "Sei que a minha dor está diminuindo".
- Reconheça a sua conexão com a fonte universal de informações.
- Expresse gratidão.
- Conclua com uma afirmação bem definida a respeito de sua cura.

Eis um exemplo:

Sei que estou me curando cada vez mais. Sei que, à medida que vou vivendo, aceito o que for necessário para me curar. Minha doença regride diariamente, enquanto meu corpo ganha força. Sei que isso ocorre porque estou conectado ao universo e ele me proporciona o que preciso para me curar. Sei que essa é a verdade e estou agradecido.

Exemplo para fibromialgia:

A dor em meus músculos está desaparecendo a cada dia que passa. Minha conexão com o universo proporciona o que preciso para me curar e o meu corpo aceita isso. Sinto uma nova energia à medida que a dor diminui. Sou grato por estar me curando. Sei que as informações que recebo a cada momento dirigem o meu caminho, afastando-o da dor. Sei que isso está ocorrendo.

Exemplo para hipertensão:

Sinto-me relaxado à medida que o sangue flui suavemente através do meu corpo. Vejo o sangue fluir pelos vasos sanguíneos relaxados do meu corpo. Sei que o universo me proporciona as informações de que necessito para me curar. Aceito com gratidão e sei que isso é verdade.

> ### Escreva a sua própria intenção de cura *(continuação)*
>
> Intenção de cura para um terapeuta
>
> *Estou aqui para transferir informações de cura aos meus pacientes. Agradeço por fazer parte da cura deles. Sei que estamos todos interligados e nossa interligação pode ser usada para oferecer o que é necessário ao processo de cura. Sei que existe verdade naquilo que estou fazendo.*
>
> É melhor você se concentrar em seu interior quando estiver escrevendo ou dizendo sua intenção de cura. Lembre-se de que a mente integra essas informações e se modifica para proporcionar aquilo que é necessário. O ideal é você ter um período do dia no qual possa relaxar ou meditar, mesmo que seja por alguns momentos apenas, para então afirmar a sua intenção. Repetir sua intenção pelo menos uma vez por dia será uma grande ajuda. Nossa mente precisa de lembretes. Se você for terapeuta, encontrará um propósito maior. Se for paciente, descobrirá um maior controle sobre a sua saúde.

Figura 6.1   Escreva a sua própria intenção de cura.

CAPÍTULO 7

O CANAL DA MENTE-CORPO

Muitas vezes me perguntei se aquilo que eu estava fazendo com os meus pacientes realmente os ajudava na cura. Houve situações em que administrei o que achava ser o tratamento perfeito, mas o resultado foi a piora, e houve vezes em que fiz praticamente nada e o paciente melhorou. Tenho visto numerosos pacientes com um mesmo diagnóstico – alguns melhoram, outros não. Sempre ponderei sobre a razão disso. Já testemunhei casos de pacientes com dor causada pela artrite se entusiasmarem por um novo suplemento alimentar e relatarem estar se sentindo ótimos e livres da dor, só para depois o efeito ir diminuindo e a velha dor voltar. Esse fenômeno ocorreu depois de acontecimentos tais como um maravilhoso novo exercício ou um fantástico remédio de ervas, uma pulseira mágica comprada numa feira de antiguidades ou uma consulta com um ótimo médico. Era como se a crença no remédio produzisse a cura. À medida que a crença se desgastava, o efeito curativo também sofria um desgaste correspondente.

Este próximo canal de informações pode ser usado por qualquer pessoa para enviar informações de cura para o corpo. Nos Capítulos 5 e 6 vimos que a nossa mente pode se conectar com a consciência. Agora examinaremos como a mente é uma poderosa fonte de informações para o corpo. O canal é o da mente-corpo. A mente é a fonte e o corpo, o receptor. As informações são conduzidas pelo sistema neuroendócrino, com suas ligações complexas com todos os sistemas do organismo. Uma vez que a mente serve de fonte de informações, muita coisa depende de nossa percepção, nossas crenças e até mesmo de nossa interpretação do mundo no qual vivemos. Aquilo que pensamos tem um profundo efeito em nossa fisiologia.

A nossa mente é uma estrutura informacional. Considere seu cérebro e o imenso número de células de interligação existentes nele, chamadas de "neurônios". Seu cérebro contém mais de um bilhão de neurônios. As ligações são feitas e reforçadas por meio da experiência. À medida que seu cérebro recebe informações transmitidas pelos sentidos, ele estabelece novas conexões ou fortalece conexões antigas. Cada neurônio se comunica com outros, enviando minúsculos pacotes de substâncias químicas, chamadas "neurotransmissores". Essa estrutura extremamente complexa se comunica com o restante do seu corpo de duas maneiras básicas. Os neurônios secretam neurotransmissores diretamente nos órgãos ou o cérebro secreta outras substâncias químicas, chamadas "hormônios", que chegam aos vários tecidos do corpo, via corrente sanguínea. Coletivamente, a secreção de hormônios e de neurotransmissores recebe o nome de "sistema neuroendócrino". Todas as partes do corpo são afetadas de alguma maneira por esse sistema.

Vudu, feitiçaria e hipnose

Muitos dos sistemas tradicionais de cura conheciam o efeito da mente sobre o corpo. O papel da mente na cura era uma parte importante do processo. Esses sistemas frequentemente incluíam o uso de estados alterados de consciência para facilitar a recuperação da saúde.

Alguns dos efeitos mais intensos eram vistos em casos de vudu e feitiçaria. Os curandeiros exerciam um controle extremo sobre quem estava sujeito a eles, por meio de feitiços e poções de ervas, ambos considerados inertes. A palavra "vudu", de origem africana, tem o significado de "espírito". No vudu, eram os espíritos (chamados de *Loa*) que detinham o poder de afetar as vidas. Esses espíritos são adorados ainda hoje por essa religião, que é praticada no Haiti, Benin, Gana, Togo e República Dominicana. O vudu também é praticado em regiões habitadas por imigrantes haitianos.

Uma vez que detinham o poder, os espíritos eram reverenciados em rituais realizados por várias razões, incluindo a cura. Esses rituais começavam com um festim, seguidos por toques de tambores, sacudidas de chocalhos e cânticos. A dança, que acompanhava o ritmo dos instrumentos de percussão e os cânticos, prosseguia sem interrupção até o Loa se apossar da pessoa. A cerimônia era concluída com o sacrifício de um animal para aplacar os espíritos. Acreditava-se que esses rituais permitiam o contato com o mundo espiritual. Os espíritos exerciam um grande poder sobre a vida dos mortais.

Embora a maioria dos sacerdotes vudus praticasse sua religião com boas intenções, alguns se dedicavam ao que é conhecido como "magia negra". Uma das técnicas empregadas por esses sacerdotes utilizava um boneco que representava uma pessoa – a proverbial boneca vudu. O sacerdote espetava alfinetes na boneca para amaldiçoar a desafortunada alma. O vudu, em seu aspecto mais poderoso, podia produzir grandes curas – ou o oposto, a morte.

A força do feiticeiro ou sacerdote vudu estava contida no poder da sugestão. As maldições transmitiam informações negativas ao desventurado indivíduo, sob a forma de uma sugestão. A percepção negativa do receptor quanto ao feitiço era capaz de criar efeitos negativos poderosos em seu corpo. O poder do vudu, assim como de todos os fenômenos da mente-corpo, repousa na percepção e crenças do receptor.

As curas da mente-corpo não eram restritas aos sistemas tradicionais, como o vudu. Elas receberam algum reconhecimento por parte da profissão médica no final do século XIX quando o famoso hipnotizador Jean-Martin Charcot tratou de pacientes que sofriam de doenças psicossomáticas. Durante uma das demonstrações dramáticas de Charcot, uma paciente com paralisia histérica conseguiu andar sob o efeito do transe hipnótico. Descobriu-se que a hipnose era igualmente benéfica no tratamento de outras enfermidades. Pacientes com problemas emocionais, asma e dermatite também respondiam positivamente à hipnose.

A hipnose ainda é usada hoje, de uma maneira menos dramática, com o intuito de ajudar na solução de uma variedade de problemas psicológicos, tais como ansiedade, tabagismo, excesso de peso e fobias. Alguns atletas acreditam que a hipnose ajuda-os em seu desempenho sob pressão.

Jerry, o patinador

Eu me interessei pela ligação mente-corpo durante os meus estudos de psicologia, ainda na faculdade. Naquela época, a psicologia esportiva estava surgindo e uma das metas desse campo de estudos era melhorar o desempenho com o uso de técnicas da mente-corpo. Um dos meus trabalhos de pesquisa para a faculdade tinha como tema a maneira pela qual a mente afeta o desempenho humano. Decidi usar o estudo de caso de um atleta, chamado Jerry, que se dedicava à patinação artística no gelo.

Jerry estava se preparando para uma prova de patinação diante de uma banca com três juízes. Para ser aprovado, ele devia executar uma rotina de movimentos adaptada à uma música. A rotina precisava incluir um determinado número de saltos e piruetas difíceis. Jerry parecia pronto e havia se empenhado muito ao se preparar para a competição. Conseguia realizar com constância todas as manobras do programa. Também conseguia executar o programa duas vezes seguidas, sem errar um único elemento. Jerry tinha a intenção e a capacidade de completar o programa e passar na prova.

Eu decidi estruturar a situação como se esta fosse um experimento, por isso procurei variáveis com o potencial de confundir, fatores que pudessem interferir no desempenho de Jerry devido a mudanças entre o aquecimento e a prova real. De acordo com as minhas observações, tudo parecia consistente: a superfície do gelo, a temperatura, os observadores e o nível de ruído. Até os patins de Jerry eram exatamente os mesmos usados no aquecimento, pouco antes da prova, e na prova real. Também era interessante o fato de que os juízes assistiram ao aquecimento, de modo que Jerry patinou as duas vezes diante deles.

Durante o aquecimento, Jerry executou todos os elementos de seu programa diante dos juízes, sem cometer erro algum. Ele se aqueceu pelo tempo que achou necessário e, quando se sentiu preparado, fez um sinal para os juízes. Então Jerry se colocou na posição inicial e a música começou. Ele parecia confiante e no controle da situação ao começar a deslizar sobre o rinque. Patinou bem até chegar à sua primeira manobra difícil, um salto duplo que exigia que ele aterizasse sobre um dos pés, sem que o outro tocasse no gelo. Ele saltou, mas saiu da posição correta e errou o tempo certo de pousar, o que resultou numa queda. Ele se levantou e continuou. Eu já tinha visto Jerry cair nos treinos e ele fora capaz de se recuperar e completar o programa em diversas ocasiões. Nem tudo estava perdido naquele ponto porque havia várias outras manobras a serem executadas; ele ainda podia passar na prova.

Jerry chegou ao seu segundo salto, com um ar de determinação no rosto. Eu podia perceber que ele estava se esforçando bastante para não repetir o mesmo erro. Porém, no segundo salto, ele errou novamente o tempo certo de pousar e caiu. Depois disso, o resto da apresentação foi um desastre, com muitas quedas.

Jerry saiu do rinque desolado e confuso. Eu mesmo não conseguia uma explicação para aquilo. Todos pareciam desapontados. Poucos minutos depois, o juiz principal transmitiu a notícia indesejada, mas esperada, de que Jerry falhara na prova. O patinador ficou apenas sentado, pensando no que havia acontecido.

Tenho presenciado esse fenômeno em incontáveis eventos esportivos. Atletas que eram obviamente capazes de um bom desempenho não o conseguiam num momento importante. Já ouvi isso de muitos de meus alunos. A experiência pela qual passam é comumente conhecida como "ansiedade de prova". Nela, o sistema nervoso interfere no desempenho.

No caso de Jerry, tudo se manteve exatamente igual durante o aquecimento e a prova. A única coisa diferente era o que lhe passava pela mente. Jerry havia *duvidado* de sua capacidade de realizar bem aquela prova. Sua crença de que podia executar o programa foi abalada no momento em que era tão necessária. A mente mudou a fisiologia do corpo a ponto de tornar Jerry incapaz de fazer aquilo que vinha fazendo nos últimos meses.

Há uma explicação fisiológica para o que aconteceu com ele. E está relacionada com uma parte do sistema nervoso, chamada de "sistema nervoso autônomo" (SNA). O SNA se compõe de duas partes: o sistema nervoso simpático (SNS) e o sistema nervoso parassimpático (SNP). O SNS tende a causar excitação e o SNP tende a acalmar as coisas. Por exemplo, o SNS provoca o aumento da frequência cardíaca, da pressão sanguínea e do ritmo respiratório. O SNP provoca a resposta oposta.

Ambos os sistemas atuam em conjunto para manter o equilíbrio corporal. O problema de Jerry foi sua dúvida ter se manifestado como medo, o qual ativou o SNS, que, por sua vez, enviou sinais através do corpo de Jerry, interferindo no seu desempenho.

Desde então, quando assisto aos eventos esportivos, sempre observo a dúvida que surge num dos jogadores ou na equipe. Às vezes, é possível ver a dúvida no rosto dos membros do time que começou a perder. Em outras ocasiões, ela aparece nas tentativas de desenvolver uma habilidade. Algumas vezes, a dúvida é o que faz diferença em competições em que os resultados são muito próximos. Quando os jogadores ou as equipes estão equiparados, a presença da dúvida é suficiente para decidir quem será o vencedor – razão pela qual os atletas de alto desempenho se esforçam constantemente para minimizar a dúvida a respeito da própria capacidade.

Assim como a dúvida pode causar problemas no desempenho esportivo, ela também pode dificultar a cura.

A explicação informacional

Como o vudu, a feitiçaria, a hipnose, o medo e a dúvida podem ser explicados em termos de informação? Qual foi o mecanismo informacional causador da falha de Jerry num momento tão importante?

Aprendemos anteriormente que todos os seres vivos requerem um constante suprimento de informações para sobreviver. Uma vez que os nossos sentidos são bombardeados com informações geradas por diversas fontes, cabe à mente fazer uma seleção de todos esses dados de entrada e colocar as informações dentro de um contexto, dando-lhes sentido, de alguma maneira. No que se refere à cura, a mente precisa reunir essas informações e usá-las para reduzir a entropia do corpo.

Fomos abençoados com uma mente maravilhosa e poderosa, capaz de nos orientar tanto para a saúde como para a doença. Nossa mente é um extraordinário processador de informações, que tem igualmente um enorme controle sobre o nosso corpo material. Precisamos apenas direcionar a nossa mente de modo correto.

O ganhador do prêmio Nobel Gerald M. Edelman descreve um modelo de consciência, no qual a mente é considerada em termos de processamento de informações.[1] Edelman vê a mente como um sistema capaz de selecionar informações, a partir de um conjunto mais amplo, que causam um efeito no sistema. O processo de seleção reduz a aleatoriedade (entropia) das informações. A mente coloca as informações numa forma contextual, dando-lhes sentido. À medida que as informações são organizadas numa forma contextual, a entropia diminui.

Segundo Edelman, para conquistar uma percepção consciente, a mente precisa exibir certo grau de complexidade. O nível de consciência ou de estado de alerta é uma função dessa complexidade. Quanto mais complexa a mente se tornar, mais elevados serão os possíveis níveis de consciência. Como vimos em capítulos precedentes, a própria vida evolui para níveis mais complexos. Com a ampliação da complexidade da vida, ampliam-se também a consciência e a mente.

Isso significa que, à medida que as informações são integradas à mente, ela vai se tornando uma estrutura informacional mais complexa. A complexidade cada vez maior da mente influencia as decisões tomadas por ela.

A mente tenta continuamente encontrar um sentido para a sua existência, empenhando-se em colocar as informações dentro de um contexto. Um exemplo simples seria observar um arranjo aleatório de pontos de várias cores numa folha de papel branco. Embora não haja praticamente nenhuma informação a ser assimilada por meio dessa observação, a mente tentará encontrar um padrão ou organização para o arranjo de pontos coloridos. Se você perguntar a uma série de observadores o que eles veem nesse arranjo, obterá as mais diversas respostas. Talvez um observador veja o rosto de alguém famoso; outro, um objeto familiar; e assim por diante. A mente se esforça para encontrar sentido na imagem por meio da criação de um contexto para os pontos.

O ato de colocar as informações numa forma contextual pode ser considerada como a ativação das informações ao serem trazidas para a existência física. A informação pura consiste em possibilidades que ainda não se manifestaram no plano real. As informações que se encontram na mente pertencem ao plano das ideias. A mente tem a possibilidade de juntar essas informações e trazê-las para o mundo físico.

A mente realiza esse processo por meio de decisões. Estas podem ser consideradas como *informações em ação*. As decisões atuam no sentido de reduzir a aleatoriedade, movendo a nossa vida numa direção específica. Quanto mais decisões são tomadas numa direção específica, mais a entropia é reduzida e mais provável será que um caminho se abra. As decisões podem ser conscientes ou inconscientes. Algumas são tomadas após uma cuidadosa reflexão, enquanto outras são automáticas e aparentemente surgem do mais profundo do nosso ser. Podemos até mesmo ter uma tendência inata para tomar certos tipos de decisão.

Poderíamos conjeturar que, em algum nível, Jerry decidiu não passar na prova. Talvez, conscientemente, ele não *quisesse* falhar, porém sua mente tomou a decisão por ele, de alguma maneira. Sua decisão de falhar na prova talvez estivesse profundamente oculta em seu inconsciente. É possível que ele nem mesmo soubesse disso. Essa decisão veio à tona como dúvida, que se manifestou como medo, o qual, por sua vez, levou o sistema nervoso autônomo a interferir em seu desempenho.

O mesmo processo entra em ação no vudu e na feitiçaria. Em algum nível, a mente da desafortunada vítima *decide* adoecer ou mesmo morrer. A mente assimila as informações que lhe são apresentadas, interpreta-as e lhes dá significado. Depois, coloca essas informações em ação, por meio de uma decisão, algumas vezes com resultados catastróficos.

As decisões têm uma importância fundamental na cura. Elas podem representar uma imensa ajuda, orientando-nos através do caminho da recuperação. Mas também podem criar um obstáculo e ser extremamente prejudiciais à nossa saúde. Todos os processos de cura se iniciam com uma decisão suprema, da maior importância, que todos devemos tomar para darmos um passo na direção da saúde. *Todos nós devemos começar a nossa cura por, simplesmente, decidir nos curar.*

Isso parece fácil, mas, na realidade, pode ser muito difícil. Ainda temos de lidar com nossa mente inconsciente. Talvez Jerry tenha decidido, em seu consciente, patinar suficientemente bem para passar na prova, porém seu inconsciente estava agindo contra ele. Não é típico fazermos coisas prejudiciais à saúde de modo consciente, contudo podemos ter esse tipo de atitude porque nosso inconsciente está no controle. Nossa mente inconsciente pode ter seus próprios planos. Ela talvez esteja agindo no sentido de preencher alguma necessidade doentia profundamente arraigada, tal como a necessidade de sermos vítimas ou de controlarmos todas as coisas.

Para iniciar seu processo de cura, você deve tomar a decisão de se curar, e levar essa decisão a sério. Recomendo que você escreva sua decisão, pois isso a ajudará a sair do mundo das ideias e se manifestar no mundo material. Sua decisão de se curar está intimamente ligada à sua intenção de cura, descrita nos Capítulos 5 e 6. Na verdade, sua decisão de se curar precede sua intenção de cura. Se você completou o exercício do Capítulo 6, então já tomou a decisão de se curar.

Na cura informacional, a decisão e a intenção atuam de duas maneiras. A mente é o elo entre a consciência e o corpo físico (ver Figura 7.1). Assim, a mente pode se conectar com a consciência e transferir informações não locais; e como, por natureza, é uma estrutura informacional, ela se comunica com o corpo por meio do canal da mente-corpo. A decisão de se curar conduz à intenção de se curar. Quando a mente integra a decisão e a intenção, as informações de cura passam a fluir da consciência para o corpo.

Agora que tomou a decisão de se curar, você deve se esforçar para fazer com que sua mente inconsciente se direcione para a saúde. As técnicas apresentadas no próximo capítulo o ajudarão nessa tarefa.

Antes de investigarmos como a mente pode colaborar com a cura, eu gostaria de discutir alguns dos meios mais indiretos pelos quais a mente pode afetar a cura. São eles: a nossa personalidade, o modo pelo qual percebemos nosso trabalho e as nossas opiniões.

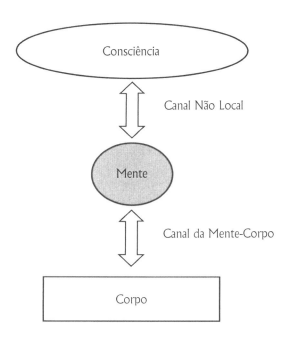

Figura 7.1 As informações fluem entre a consciência, a mente e o corpo.

Personalidade

Nossa personalidade pode ajudar ou prejudicar quando o tema é a cura. A personalidade tem sido relacionada com problemas de saúde, tais como imunossupressão, stress e doenças cardíacas.

É geralmente difícil estudar o binômio personalidade/doença, pois outras variáveis obscuras podem interferir nos resultados. A melhor prova disso seria estudar pessoas antes e depois de uma mudança na personalidade. Se a única coisa que mudou foi a personalidade de alguém, então a presença de uma enfermidade após a mudança poderá estar mais intimamente associada com a nova personalidade. Contudo, como podemos avaliar uma mudança tão drástica? Como a personalidade de um indivíduo se torna passível de uma mudança tão rápida?

Algumas pessoas passam por alterações dramáticas de personalidade. O caso mais famoso foi o de Sybil, uma mulher que, segundo alegações, tinha 16 personalidades. Sybil tornou famoso o Distúrbio de Personalidade Múltipla (DPM). Como sua história veio a público, o diagnóstico de DPM cresceu vertiginosamente, de um pequeno número para milhares de casos relatados.

Que melhor maneira de estudar o fenômeno da mente-corpo do que com pessoas que apresentam esse transtorno? A mente, como uma estrutura informacional, muda instantaneamente diante de alterações na personalidade. As mudanças de personalidade resultam de diferentes decisões tomadas em nível consciente e inconsciente. As decisões são tão poderosas que alteram completamente a fisiologia.

Pesquisas realizadas pelo Instituto de Ciências Noéticas demonstraram essas alterações extremas na fisiologia de pessoas com DPM. Se a personalidade apresentar alguma condição patológica, como hipoglicemia ou diabetes, esta se manifestará apenas alguns segundos depois de essa personalidade vir à tona. Os pesquisadores puderam medir mudanças drásticas nos padrões das ondas cerebrais que ocorreram imediatamente depois da mudança de personalidade. Era como se, num determinado instante, a mente estivesse enviando um conjunto de instruções para controlar o corpo e, momentos mais tarde, quando uma nova personalidade surgia, começasse a mandar um conjunto inteiramente novo de instruções, o que resultava em drásticas mudanças fisiológicas.[2]

Não somente a personalidade como um todo está ligada à fisiologia do corpo, mas componentes específicos da personalidade, chamados "traços", estão igualmente relacionados. Provavelmente, a relação mais conhecida ocorre entre o traço denominado "hostilidade" e as doenças cardíacas. A hostilidade é uma manifestação da raiva. Esta não apenas é uma emoção negativa, mas também pode afetar negativamente a fisiologia do organismo por meio do canal da mente-corpo. Um estudo realizado por Ted

Dembroski, da Universidade de Maryland, descobriu que esse traço da personalidade permitia prever o aumento do risco de doença coronariana.[3] Parece haver uma forte ligação entre hostilidade, raiva e doenças cardíacas.

Jodi era minha paciente e fazia tratamento para enxaqueca e dores no pescoço. Ela estava sempre muito animada e apresentava uma personalidade positiva. Eu me admirava com o fato de ela conseguir fazer malabarismos para lidar com três filhos, uma pequena empresa e um marido que se ausentava devido a numerosas viagens de negócios. Por ser uma "alma da festa", Jodi também recebia amigos regularmente.

Tratei de Jodi durante vários anos. Ela vinha ao consultório obedecendo a um esquema de "sempre que necessário", isto é, quando suas dores de cabeça pioravam em intensidade e frequência. Depois de algumas sessões, as dores cessavam durante um período, para recomeçarem num futuro próximo.

Depois de alguns anos dessa rotina, percebi a existência de um padrão. Por um lado, as dores de cabeça eram normalmente mais fortes nos fins de semana que se seguiam a uma semana estressante. Ela conseguia tolerar o stress no decorrer da semana, até logo antes de ele se manifestar como uma enxaqueca. Outra coisa que notei foi que as dores de cabeça aumentavam em frequência perto de feriados festivos. Parecia que o stress adicional, representado por todas as tarefas não rotineiras, como a compra de presentes e a preparação de festas elaboradas, cobrava seu preço sob a forma de dores de cabeça.

Finalmente, cheguei à conclusão de que Jodi tinha alguns problemas profundamente arraigados sob a superfície de sua existência aparentemente feliz. Por trás da fachada, havia infelicidade. Ela projetava uma atitude positiva, enquanto reprimia suas necessidades. Por mais que tentasse, era-lhe impossível atender às próprias necessidades. Todos vinham antes dela.

Entretanto, talvez haja mais do que infelicidade sob a superfície. Na verdade, pode ser que Jodi seja mais suscetível ao câncer devido à sua personalidade. O pesquisador Karl Goodkin, da Faculdade de Medicina da Universidade Stanford, numa meta-análise de estudos sobre mulheres com predisposição para o câncer cervical, descobriu que as mulheres abnegadas, sociáveis, excessivamente cooperativas e otimistas até o ponto da negação corriam um risco maior de desenvolver o câncer.[4]

O dr. Goodkin também descobriu que as mulheres hostis, destemidas, teimosas, ásperas em situações sociais e punitivas em relação aos outros também apresentavam um risco mais elevado de contrair câncer. Tudo indica que esses traços de personalidade, quando levados a extremos, predispõem as pessoas à doença. Se os traços forem mantidos sob controle, é mais provável que as pessoas permaneçam saudáveis.

Interação social

Além da personalidade, outro fator psicológico que afeta o canal da mente-corpo é a interação social. Somos seres sociais e a interação social com os outros parece ser uma necessidade fundamental para o bem-estar. Se estivermos isolados ou perdermos o apoio social, digamos de uma pessoa amada, corremos um risco maior de contrair uma doença. Estamos familiarizados com o conceito de que a separação em relação a um ente querido pode causar doenças ou mesmo a morte.

Uma pesquisa conduzida por Steven Schleifer estimou que até 20% das mortes que ocorrem no primeiro ano após o falecimento do cônjuge são atribuídos a fatores associados com essa perda. Outro estudo encontrou um aumento significativo, cerca de doze vezes maior que o padrão para as pessoas casadas, nos índices de mortalidade no primeiro ano após a perda do cônjuge.[5] O isolamento social foi relacionado com os processos fisiológicos que causam a diminuição da imunidade e do colesterol HDL, que é importante na inibição das doenças arteriais.

De maneira geral, os pesquisadores descobriram que pessoas a quem falta o apoio social são menos saudáveis e estão mais sujeitas a todos os tipos de doenças do que aquelas que recebem esse apoio.

Satisfação com o trabalho
(Seu emprego pode fazer com que você adoeça?)

Passamos trabalhando uma grande parte de nossa vida desperta, portanto parece lógico afirmar que o nosso trabalho afeta a nossa fisiologia. Isso depende de como percebemos a nossa atividade profissional. O mesmo trabalho pode energizar uma pessoa, enquanto exaure outra. Muitos já experimentaram insatisfação quanto aos colegas de trabalho, aos supervisores e às funções que exercem. A infelicidade gerada pelo nosso emprego pode ter um profundo efeito em nossa vida, mas será que os efeitos de um trabalho insatisfatório são capazes de ir além das oito horas diárias de descontentamento?

A insatisfação com o trabalho foi o elemento que mais prognosticou ataques cardíacos, segundo um estudo realizado por uma força-tarefa comissionada pelo Departamento de Saúde, Educação e Bem-Estar de Massachusetts.[6] As pressões impostas pelo trabalho também são um importante fator na hipertensão. Pesquisas mostraram que a hipertensão está igualmente associada com os problemas cardíacos.[7]

Vários fatores influenciam a satisfação no trabalho como um todo. Dentre esses importantes fatores estão a sensação de controle quanto à tomada de decisões e a oportunidade de progredir. Esses fatores se apoiam na percepção da pessoa. Se você não está satisfeito com o seu trabalho porque percebe que tem pouco controle sobre as decisões que o afetam ou está preso a um cargo em que a oportunidade de progresso é pequena ou nula, talvez você corra um risco maior de desenvolver uma doença.[8]

Por outro lado, os fatores positivos no trabalho estão relacionados com uma boa saúde. Os fatores que estão positivamente ligados a uma redução no potencial de problemas cardíacos parecem se dividir em três categorias principais. A primeira é a sensação de controle sobre a própria situação no emprego, tal como ter oportunidade de tomar decisões quanto às funções exercidas. A segunda é a oportunidade de crescimento e um sentido de desafio no trabalho. A terceira é o compromisso com o trabalho, a família e a comunidade.

Os nossos pensamentos e percepções exercem uma poderosa influência em nossa saúde. A mente e o corpo, e os pensamentos e a fisiologia, estão intimamente relacionados.

Suas opiniões podem fazer com que você adoeça?

A maneira como você vê sua saúde também ajuda a determinar quão saudável você realmente é. Sua percepção quanto à sua própria saúde é uma poderosa fonte de informações. Pesquisas demonstraram que o modo pelo qual uma pessoa percebe sua saúde é um importante indicador de sua efetiva saúde física. Uma série de estudos, envolvendo 23 mil pessoas, descobriu que a opinião sobre a própria saúde saiu-se melhor ao prever a saúde real do que os indícios médicos, os sintomas e os exames laboratoriais.[9]

Nossas crenças e opiniões exercem uma grande influência sobre o nosso corpo. Se acreditarmos que alguma coisa ou alguém pode nos ajudar, provavelmente eles vão nos ajudar. Meus pacientes que usaram o bracelete mágico, capaz de eliminar a dor da artrite (pelo menos temporariamente), realmente acreditavam que ele o faria. Como ocorre com o Homem de Lata, o Leão Covarde e o Espantalho na história de *O Mágico de Oz*, somos capazes de extrair poder de certos objetos e substâncias. Esse efeito placebo tem sido amplamente estudado.

Placebos eficazes

O placebo é uma substância inerte, a proverbial pílula de açúcar, incapaz de provocar uma resposta fisiológica no corpo. Por isso, seu efeito depende mais da crença daquilo que vai acontecer do que da real substância química do placebo. Nas pesquisas médicas, a resposta ao placebo é tratada como uma variável que gera confusão, algo que interfere em um experimento. Um medicamento é considerado eficaz se a reação a ele for maior que a reação a um placebo. Em certos círculos chegou-se ao ponto de afirmar que alguns profissionais da medicina alternativa simplesmente usam o efeito placebo para obter resultados. Geralmente, ele é visto como algo a ser desconsiderado, um efeito sem mecanismo algum por trás de si ou sem base na realidade.

Na verdade, o efeito placebo está presente em muitos sistemas de cura – inclusive nos medicamentos convencionais. Em seu livro *The Psychobiology of Mind-Body Healing*, que se tornou um marco nesse campo de estudos, Ernest Lawrence Rossi declara:

> Há um grau notavelmente constante de efeito placebo, chegando à média de 55%, no efeito terapêutico de todas as drogas analgésicas estudadas. Isto é, apesar de a morfina exercer obviamente efeitos analgésicos mais potentes do que a aspirina, aproximadamente 55% da potência de cada uma delas corresponde a um efeito placebo.[10]

E:
> Talvez haja um efeito placebo da ordem de 55% em muitos dos procedimentos de cura, ou talvez em todos. Um grau tão constante de efeito placebo também sugere que existe um mecanismo comum e subjacente ao processo, que responde pela comunicação e cura da mente-corpo, independentemente do problema, sintoma ou doença.[11]

Essas são afirmações bastante importantes. Fica implícito nelas que cerca da metade do efeito de qualquer tratamento pode ser atribuída ao placebo. Em outras palavras, aproximadamente metade do efeito de qualquer tratamento se deve à crença de que a pessoa vai melhorar. O significado desse conceito tão importante me levou a acreditar que todos os terapeutas deveriam agir no sentido de facilitar o efeito placebo. Eu não defendo a ideia de se receitar comprimidos de açúcar aos pacientes, mas, sim, dar apoio à sua crença de que vão se curar. Analisaremos como fazer isso em capítulos posteriores.

De que maneira uma substância inerte, como um comprimido de açúcar, pode promover a cura? Isso se relaciona com o modo pelo qual a mente percebe o placebo. A mente o interpreta dentro do contexto da cura. Quando essa interpretação ocorre, a mente *toma a decisão de se curar*. As informações de cura fluem então da mente para o corpo através do sistema neuroendócrino.

Embora sejam considerados como substâncias inertes no plano físico, os placebos podem ter uma ação muito intensa no campo mental. Algumas pessoas respondem melhor que outras aos placebos. Certos traços de personalidade podem facilitar ou interferir no processo de cura. Os traços associados com uma boa resposta aos placebos incluem:

- Ser mais subjetivo do que objetivo
- Confiar no terapeuta
- Criatividade
- Flexibilidade

Uma pessoa com essas características é capaz de usar mais os processamentos realizados pelo hemisfério direito do cérebro do que pelo esquerdo. O hemisfério direito processa informações de natureza subjetiva, enquanto o esquerdo é mais analítico. O direito é mais não verbal do que o esquerdo. Ele processa as informações de maneira mais holística, enquanto o processamento do esquerdo é mais linear.

Os artistas e músicos se apoiam geralmente nos processos de pensamento do hemisfério direito para produzir seus trabalhos criativos. Na verdade, muitas vezes os processos mentais lógicos ou lineares inibem a criatividade. As obras criativas parecem se originar de uma fonte diferente daquela do pensamento lógico. Talvez a mente criativa alcance níveis mais profundos do subconsciente do que a mente analítica.

Às vezes é necessário deixar de lado o pensamento analítico para permitir a cura da mente-corpo. Em certos momentos usamos pensamentos lógicos para evitar uma situação. Precisamos manter a mente aberta no que diz respeito à cura porque algumas coisas atuam em níveis dos quais não temos consciência.

Devemos permitir que a nossa mente trabalhe conosco, e não contra nós. Estou convencido de que a mente está motivada a buscar informações de cura num nível profundo. As doenças colocam a mente em ação para localizar as informações necessárias para a cura. Temos de entrar em contato com essa motivação profunda para permitir que o processo flua sem obstáculos.

CAPÍTULO 8

A UTILIZAÇÃO DO CANAL DA MENTE-CORPO

A cura pela mente-corpo é uma parte importante de qualquer programa de tratamento, especialmente quando se lida com doenças mais sérias, como o câncer. Qualquer pessoa pode usar o canal da mente-corpo em qualquer doença. Tudo o que se exige é um pouco de tempo e paciência. Este capítulo é dedicado a ajudar você a utilizar o canal da mente-corpo para sua própria cura. Nele, você encontrará diversas técnicas criadas para ativar seu próprio canal da mente-corpo. Essas técnicas são aparentemente simples, mas capazes de gerar resultados poderosos.

Abertura do canal da mente-corpo

Mapeamentos do cérebro (por meio de tomografia por emissão de pósitrons – PET) têm demonstrado que, quando uma pessoa pensa sobre a execução de uma determinada tarefa, estão ativas as mesmas seções do cérebro que se ativam no momento em que a tarefa é efetivamente realizada. Em psicologia esportiva, os atletas, para ensaiar sua atuação, entram num estado de relaxamento e depois executam em sua mente um desempenho bem-sucedido. A atividade muscular também foi medida quando uma pessoa se concentra na execução de uma manobra. A concentração numa atividade faz com que sejam ativados os mesmos músculos usados durante o desempenho dessa atividade.

Para ilustrar como o canal da mente-corpo funciona, tente este simples experimento. Você precisará de um pedaço de fio, um botão e uma folha de papel com o desenho indicado na Figura 8.1. Prenda o botão numa das extremidades do fio, de modo que ele fique pendente.

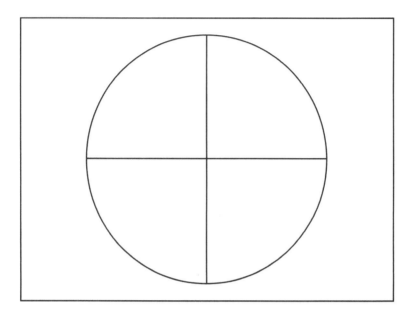

Figura 8.1 Gabarito para o exercício da mente-corpo.

Coloque o papel sobre uma mesa e sente-se diante dele, com o cotovelo de seu braço dominante apoiado na mesa, perto do desenho. Flexione o pulso, deixando-o relaxado, e segure o fio, ao qual o botão está preso, com o polegar e o indicador, de modo que o fio balance sobre o desenho. Deixe que o botão repouse acima do centro do círculo. Então, sem mover conscientemente a mão, apenas pense que o botão está se movendo para a frente e para trás ao longo de uma das linhas. Em pouco tempo, ele deve começar a balançar, fazendo o percurso que você achou que ele faria. A seguir, pense que o botão vai se movimentar ao longo da outra linha. Novamente, é importante que você não mexa conscientemente a mão ou os dedos. O botão parecerá se mover apenas devido ao seu pensamento em relação ao movimento. Agora, use a criatividade e mova o botão em círculos; primeiramente, em sentido horário; depois, no sentido anti-horário. Talvez você consiga até mesmo movê-lo na forma de um "8". Todos os movimentos são controlados pela sua mente.

Evidentemente, o que acontece é que a mente envia as informações para que os músculos dos dedos e da mão movimentem o botão. Entretanto, você não precisa mexer conscientemente músculo algum para conseguir isso. Tudo ocorrerá automaticamente.

Eis outro exemplo, elaborado para produzir uma resposta fisiológica pela utilização do canal da mente-corpo.

> Feche os olhos e entre num estado de relaxamento. Limpe sua mente de todos os pensamentos que possam causar distração. Agora, com os olhos fechados, estenda ambos os braços diretamente à frente de seu corpo. Visualize que, atado ao seu pulso direito, encontra-se um fio em que está preso um grande balão de gás. Concentre-se na leveza do balão e sinta o suave puxão em seu pulso. Sinta o balão subir na direção do céu. Em seguida, visualize outro fio atado ao seu pulso esquerdo; nele está amarrado algo pesado. Sinta o peso puxar seu pulso na direção do chão, à medida que vai se tornando mais pesado. Focalize as duas imagens durante alguns momentos, depois abra os olhos e observe a posição de seus braços. Se você foi bem-sucedido na abertura de um canal forte, seus braços devem estar separados um do outro por uma distância significativa.

Decisão de se curar

No capítulo anterior, vimos que a mente atua no sentido de colocar informações dentro de um contexto por meio de decisões. Dissemos que as decisões representam informações em ação e trabalham para reduzir a entropia, utilizando o mecanismo de adicionar informações a um sistema. Antes de iniciar a cura pela mente-corpo ou, nesse aspecto, qualquer outra cura, você deve tomar conscientemente a decisão de se curar.

Essa decisão ajuda-o a focar sua mente na cura. O papel dessa decisão é lhe dar permissão para se curar e evitar influências negativas. Ela também lhe proporciona um ponto de partida, de onde você prosseguirá na direção da cura. A decisão abrirá sua mente, permitindo-lhe buscar as informações de cura existentes no universo.

É importante fazer uma declaração de cura e colocar sua decisão no papel. Isso a tirará do mundo das ideias, trazendo-a para o mundo físico. Ela se tornará algo sólido, em vez de teórico. Esse recurso lhe dará ainda um sentido de propósito quanto à sua cura.

Quando tiver terminado a declaração, você pode passar para as técnicas da mente-corpo que se seguem. Elas foram criadas com o intuito de ajudar a focar sua mente no fornecimento de informações de cura para o seu corpo.

Relaxamento

Antes de praticar a cura pela mente-corpo, você precisa entrar num estado de relaxamento, livre de distrações. Um dos métodos é respirar profundamente e usar uma técnica de relaxamento muscular, tal como o relaxamento muscular progressivo. Descreverei uma técnica chamada de "respiração profunda diafragmática". Muitas pessoas respiram principalmente com os ombros e músculos do peito, o que leva ao aumento de tensão e dor nessas áreas. Esse tipo de respiração geralmente indica tensão ou uma atitude de autodefesa, que inibe a respiração. Recebo muitos pacientes em minha clínica que respiram a partir do tórax e sofrem de stress e tensão muscular. Muitas vezes, um pouco de prática da respiração correta causa um grande efeito na redução do stress.

A pessoa que respira a partir do tórax eleva o peito durante a primeira parte da inspiração devido à ativação dos músculos peitorais e dos ombros. Esses músculos não são destinados a esse tipo de atividade repetitiva, por isso acabam desenvolvendo stress, tensão e, enfim, dor. Para respirar corretamente, pratique a seguinte técnica:

> Deite-se de costas, numa posição confortável, e mantenha ambas as mãos sobre o abdome. A seguir, inspire profundamente, expandindo o abdome, com a intenção de torná-lo maior. Sinta, com as mãos, o seu abdome se dilatar. Você descobrirá que a primeira parte de sua respiração ocorrerá pela expansão dos músculos abdominais, seguida de uma ligeira elevação do tórax. É importante iniciar a respiração a partir do abdome, acompanhada depois pelo tórax. Se você se observasse respirando, veria uma onda que se inicia no abdome e termina no tórax. Seus ombros não devem se elevar em momento algum da respiração. Leve alguns segundos para expirar, relaxando à medida que o ar sai dos pulmões. Em seguida, pratique conscientemente essa respiração algumas vezes. Finalmente, com a prática, ela ocorrerá de modo automático.

Em minha opinião, os melhores momentos para praticar a respiração profunda são à noite, antes de dormir, e de manhã, ao acordar. A ideia é *regular* sua respiração para a noite e para o dia, antes de se envolver com as atividades diárias. Também seria útil observar sua respiração periodicamente no correr do dia. Se os ombros se erguerem, então sua respiração não está adequada.

Assim que for capaz de respirar corretamente, você pode passar para o relaxamento muscular progressivo. A técnica básica desse relaxamento consiste em você inspirar e reter o ar nos pulmões durante cerca de cinco segundos, enquanto retesa um grupo de músculos. Depois você expira e relaxa esses músculos, enquanto sente a tensão fluir para fora deles. Você pode iniciar com qualquer parte do corpo, mas deve abordar todos os grupos musculares mais importantes. O exercício pode ser repetido tantas vezes quantas forem necessárias para relaxar as áreas mais tensas. Descobri que, em muitos pacientes, os ombros e o pescoço concentram uma grande quantidade de tensão.

Como exemplo, descrevo abaixo uma sessão de relaxamento muscular progressivo.

> Encontre uma posição cômoda, deitado ou então sentado numa cadeira confortável. Concentre-se em sua respiração e respire lenta e profundamente algumas vezes, com os olhos fechados. Se quiser monitorar sua respiração, coloque as mãos sobre o abdome e sinta-o subir e descer, à medida que você respira lenta e profundamente. Tente limpar sua mente de qualquer pensamento que o distraia.
>
> Agora, inspire profundamente e contraia os músculos dos pés durante cinco segundos. Depois expire e relaxe-os, sentindo a tensão desaparecer da região. A seguir, concentre-se nas pernas. Inspire profundamente, segure o ar nos pulmões e contraia os músculos das pernas. Mantenha-os retesados durante cerca de cinco segundos, depois expire e solte os músculos, sentindo a tensão abandonar seu corpo. Agora prossiga, subindo para os músculos abdominais...
>
> Continue, concentrando-se nos músculos do tórax, costas, mãos, braços, ombros, pescoço e rosto. O exercício pode ser mais geral, pela contração de

grandes grupos musculares, como os de ambas as pernas ao mesmo tempo; ou ser mais específico, pela contração apenas da parte posterior e inferior da perna direita; depois, da parte anterior; a seguir, da parte posterior da perna esquerda, etc.

O relaxamento muscular progressivo vai sendo aperfeiçoado com a prática. Lembro-me da primeira vez em que tentei praticar a técnica, ouvindo uma fita cassete de 45 minutos de duração, fornecida por um terapeuta. Não senti muita diferença ao terminar o exercício e a tensão voltou logo depois. Contudo, depois de algumas semanas de prática, eu já era capaz de esquadrinhar mentalmente meu corpo em busca de pontos de tensão, reduzindo-a de modo significativo com algumas repetições de retesamento e relaxamento dos músculos.

Assim que a técnica for aprendida, torna-se útil esquadrinhar o corpo para ajudar a reduzir a tensão no decorrer do dia. Para fazer essa avaliação, apenas pare o que estiver fazendo no momento, feche os olhos e examine seu corpo à procura de áreas de tensão. Se encontrar essas áreas, respire lenta e profundamente algumas vezes, contraindo e soltando os músculos, e concentrado na eliminação da tensão de seu corpo. A Figura 8.2 descreve os dez passos para o esquadrinhamento do corpo em busca de pontos de tensão.

Descobri que, para mim, esquadrinhar o corpo é muito útil, pois grande parte do meu tempo de trabalho é passada diante do laptop. Em alguns dias nem mesmo percebo a tensão crescendo no pescoço e ombros, até que uma leve dor de cabeça começa na base do crânio. Contudo, se eu interrompo o trabalho e esquadrinho essa região do corpo, contraindo os músculos algumas vezes, sinto-me bem melhor.

A respiração profunda e o relaxamento muscular progressivo preparam você para uma sessão de cura pela mente-corpo, pois afastam sua mente de distrações e relaxam seu corpo.

Dez passos para esquadrinhar o corpo

É surpreendente a quantidade de tensão que podemos reter em nosso corpo no decorrer de um dia normal. Os músculos mantidos num estado de contração durante longos períodos de tempo podem causar uma série de problemas. Além de consumir a energia do corpo, os músculos retesados inibem a respiração e criam áreas sensíveis e dolorosas, que dificultam os movimentos.

Sente-se confortavelmente, feche os olhos e dirija sua atenção para as diferentes partes do seu corpo. Se descobrir tensão em alguma área, contraia os músculos nessa área durante 3 a 5 segundos, relaxando-os a seguir. Concentre-se em como se sente quando a tensão é drenada dos músculos. Você pode iniciar com a sequência abaixo, mas, ao desenvolver a habilidade de identificar seus pontos de tensão, pode adaptá-la às suas necessidades.

Examine seu corpo, obedecendo à seguinte sequência:

1. Perna direita
2. Perna esquerda
3. Nádegas
4. Abdome
5. Tórax
6. Braço direito
7. Braço esquerdo
8. Ombros
9. Pescoço
10. Rosto

Se encontrar pontos de tensão, contraia os músculos como se segue:

1. Pernas — estenda ambas as pernas, com os dedos dos pés apontados para a frente
2. Nádegas — comprima-as ao mesmo tempo
3. Abdome — contraia-o
4. Tórax — traga os ombros juntos para a frente do corpo
5. Braços — dobre os cotovelos e pulsos
6. Ombros — suspenda-os até as orelhas
7. Pescoço — incline a cabeça para a frente e para trás
8. Rosto — mastigue ruidosamente

Figura 8.2 Dez passos para esquadrinhar o corpo.

Imaginação ativa

Assim que estiver relaxado, você pode usar a técnica da mente-corpo, conhecida como "imaginação ativa". Ela tem sido aplicada por milhares de anos e remonta às religiões antigas. Os budistas tibetanos usam a imaginação ativa nas orações, enfocando uma divindade para invocar poderes curativos.

A imaginação ativa também tem sido usada na ciência da psiconeuroimunologia (PNI). A PNI é uma disciplina relativamente nova, que estuda a cura pela mente-corpo. A imaginação ativa é apenas uma entre muitas técnicas empregadas pela PNI. Ela pode ser realizada num ambiente terapêutico ou pelo próprio paciente em casa; comprovou-se que essa técnica é eficaz no alívio da dor e na promoção da saúde.

Depois de atingir um estado de relaxamento, você começa a visualizar sua doença ou sintomas. É importante desenvolver uma imagem específica que será relacionada ao seu problema. Algumas vezes ao se focalizar o problema, uma imagem surge; em outros casos, a pessoa precisa criar uma imagem. Esta talvez mude periodicamente. A mudança de imagem indica que você passou a abordar outros aspectos da doença ou está se curando num nível mais profundo. Sua imagem deve ter algum significado para você. A imagem que usei para minha doença cardíaca foi a de uma luz vermelha que emanava do meu coração. A seguir, eu imaginava uma luz azul banhando o meu corpo inteiro e substituindo a luz vermelha em meu coração. Eu experimentava uma sensação de calma com essa exposição à luz. Outras pessoas têm usado imagens como a de raios que incidem sobre células cancerosas ou que reduzem pontos negros, os quais representam tumores.

Quando conseguir criar uma imagem para o problema, concentre-se em algum método de dissipação. Um exemplo seria fazer a imagem se dissolver ou ser substituída por uma imagem de cura. Tive um paciente que visualizava um pequeno personagem, semelhante a um anão da mitologia nórdica, que esmagava a doença com um martelo.

O exercício de imaginação ativa deve ser realizado uma ou duas vezes por dia. De maneira geral, demora entre 30 minutos e uma hora para ser completado. Algumas pessoas encontram certa dificuldade no início, mas o exercício vai se tornando mais fácil com a prática. Talvez seja necessário algum tempo para que o corpo integre as informações enviadas pela mente. Você precisa exercitar a paciência no decorrer de todo o processo porque a cura poderá não ser imediata.

Quando se sentir preparado, comece a entrar em contato com o problema ou doença, criando uma imagem dele. É importante você desenvolver suas próprias imagens do problema, pois elas serão mais fortes se tiverem origem em sua mente. Em certos casos, a imagem não aparece claramente, podendo estar associada a sentimentos ou palavras. Isso é perfeitamente natural. Lembre-se de que está ocorrendo uma transferência de informações e estas podem vir sob a forma de palavras (informações auditivas) ou sentimentos (informações sinestésicas).

Agora que já produziu uma imagem do problema, você precisa elaborar uma solução para ele. Algumas pessoas imaginam a doença se dissolvendo ou entrando em colapso. Outras visualizam uma imagem de cura, que se sobrepõe à da doença. Eis um exemplo de uma sessão que utiliza a imaginação num caso de dor na coluna lombar:

> Agora que você está relaxado e concentrado, visualize sua dor como uma bola de um vermelho brilhante, situada na parte inferior de suas costas. Ao se aproximar da bola, você sente o desconforto da doença. A dor se intensifica à medida que você chega mais perto. A seguir imagine uma luz curativa azul. Essa luz entra em seu corpo e o percorre, banhando-o inteiramente. A luz azul chega até a bola e penetra nela. A bola é preenchida pela luz azul da cura. Ao ser preenchida pela luz azul, ela começa a se despedaçar. A bola se rompe e seus pedaços se dissolvem até nada sobrar, além da luz azul da cura.

A imaginação ativa ajuda a abrir o canal da mente-corpo, de maneira que as informações de cura fluem da mente para o corpo. Considere usar esse canal como você usaria qualquer outro, ou como se tomasse um medicamento. A Figura 8.3 delineia o exercício de imaginação ativa. Faça-o pelo menos uma vez por dia, como parte de seu programa de cura.

Algumas pessoas apresentam dificuldade de produzir imagens. Isso não tem importância porque nem todos são igualmente aptos no processamento de informações visuais. A ideia básica é criar uma entidade mental que represente a doença, para depois manipulá-la de alguma maneira, causando sua dissolução ou substituindo-a por uma entidade saudável. Eu tive dificuldade em formar imagens mentais quando frequentei sessões de imaginação guiada, conduzidas por um terapeuta. Ele nos orientava para produzir uma imagem do problema, mas minha mente permanecia vazia! Percebi que era melhor estar sozinho durante as visualizações, num local livre de distrações. Ocasionalmente, as minhas imagens não eram imagens visuais fortes, mas continham algum componente sentimental.

Elabore seu próprio exercício de imaginação ativa

1. Crie uma imagem de seu problema.
É importante relacionar seu problema a uma imagem ou símbolo. Pode ser algo como uma nuvem escura, raios de luz vermelha ou outra coisa, de acordo com sua preferência. Que imagem vem à sua mente quando você pensa em seu problema? Faça uma descrição por escrito de sua imagem:

_____
_____
_____
_____

2. Crie uma imagem de saúde.
Qual é a imagem que lhe vem à mente quando você pensa na saúde perfeita? Escreva uma descrição de sua imagem:

_____
_____
_____
_____

3. Entre num estado de relaxamento.
Sente-se ou se deite numa posição confortável. Feche os olhos e se concentre em sua respiração. Inspire lentamente, expandindo os músculos do abdome e conte até três. Expire, relaxando os músculos abdominais e contando até três. Repita essa respiração durante alguns minutos. Durante esse tempo, tente limpar sua mente de todos os pensamentos. Quando se sentir relaxado, crie uma imagem do problema em sua mente. É importante correlacionar mentalmente a imagem e seu problema efetivo. Depois imagine a substituição da imagem negativa pela imagem positiva de saúde. A imagem negativa pode ser substituída ou destruída pela positiva.

Figura 8.3 Elabore seu próprio exercício de imaginação ativa.

A imaginação pode também trazer à tona outros aspectos da questão. O processo de se utilizar a imaginação permite que a mente penetre mais fundo no problema. Talvez isso faça com que lembranças e sensações venham à consciência. Algumas pessoas obtêm desse modo uma compreensão mais completa de sua doença. À medida que os outros aspectos emergem, eles devem ser abordados um a um. Em alguns casos, as raízes de um problema são tão profundas, que uma terapia conduzida por um profissional torna-se necessária.

Relaxamento autógeno

Outra técnica usada para se conseguir um estado de relaxamento é o chamado "relaxamento autógeno". Essa técnica é um pouco mais simples do que o relaxamento muscular progressivo e muitas pessoas a consideram útil. Seus conceitos básicos são: primeiramente, a identificação de uma área do corpo em que a tensão esteja presente e, depois, a concentração no relaxamento dessa área. Você não precisa contrair o músculo, como no relaxamento muscular progressivo; apenas deixe o músculo relaxar pela focalização da atenção sobre ele.

O relaxamento autógeno funciona bem com o esquadrinhamento do corpo, uma vez que você tenha adquirido prática nesse processo. Você pode esquadrinhar seu corpo ao longo do dia, em busca de pontos de tensão, e tentar relaxá-los em seguida. Descobri que essa técnica é útil se for combinada com o exame da postura. Quando o corpo está corretamente alinhado, os músculos que o sustentam estão naturalmente relaxados. Instruí vários pacientes que tinham problemas posturais, e consequentemente tensão muscular crônica, a usarem essa técnica.

Muitas pessoas ficam sentadas diante de sua mesa de trabalho ou usam o computador na maior parte do dia. Nem sempre elas adotam a melhor postura enquanto executam suas atividades; isso leva à tensão muscular, o que pode desencadear a síndrome da dor miofascial. A ideia central é que nenhuma postura em particular é muito prejudicial; o que prejudica é o tempo que se passa nessa postura. Por exemplo, eu observo ao longo do dia os meus ombros se curvarem para a frente e minha cabeça se inclinar para baixo. Isso começa a criar pressão em meu pescoço. Para ajudar a neutralizar esse efeito, examino a minha postura. Às vezes me levanto e faço uma breve caminhada, concentrando-me em manter uma boa postura. Com isso, diminuo a pressão nos músculos do pescoço. Descobri que essa estratégia permite aos músculos do pescoço relaxarem naturalmente quando me sento outra vez diante do computador. O relaxamento autógeno pode ser feito mais facilmente com uma boa postura.

A respiração profunda intensifica os resultados do relaxamento autógeno, especialmente se for realizada antes. Comece respirando profundamente algumas vezes; a seguir, observe seu corpo, primeiro em relação à postura e depois para identificar músculos tensos. Você pode fazer um alongamento antes de iniciar esse processo. Depois de examinar a postura, faça um esquadrinhamento da tensão muscular à procura de grupos de músculos contraídos. Concentre-se então no relaxamento desses músculos. Termine com algumas respirações profundas. Agora você pode iniciar o exercício de imaginação ativa.

Coloque sua mente subconsciente em ação

Até este momento, examinamos algumas técnicas para transmitir informações de cura através do canal da mente-corpo, usando principalmente a mente consciente. A respiração profunda, o relaxamento muscular e a imaginação utilizam o pensamento consciente. Para ir mais fundo, a mente subconsciente deve ser associada ao processo. Essa mente pode ser acessada a partir do consciente.

Sua mente subconsciente está sempre em atividade para resolver problemas e colocar informações dentro de um contexto. É possível que você já tenha passado pela experiência de estar às voltas com um problema no trabalho ou na escola e descobrir que, por mais que tentasse, seus pensamentos conscientes não eram capazes de resolvê-lo. Então desistiu de pensar no problema, para simplesmente acordar uma manhã com a solução para ele. Através da História, muitas descobertas importantes foram feitas dessa maneira.

Sua sessão particular de mente-corpo

O primeiro passo para colocar a mente subconsciente em ação é permitir que ela se conecte interiormente com a doença. Isso pode ser feito juntamente com um terapeuta ou pela própria pessoa, num ambiente de calma e silêncio. Para você se preparar, use uma das técnicas de relaxamento descritas acima. Quando estiver relaxado, entre em contato com sua doença num nível profundo. Talvez surjam lembranças ou sentimentos associados com o problema. Eu recomendo que você se conecte com eles. Para criar essa ligação, você precisa pensar sobre a sua doença. Faça a si mesmo as seguintes perguntas ao executar este exercício. Elas o ajudarão a se conectar num nível mais profundo.

O que estou sentindo, além da dor?
Por que esta emoção se manifestou?
Esta emoção está relacionada com alguma outra coisa em minha vida?
O que a minha doença significa?
Qual é o significado de minha dor?
A minha dor tem um propósito útil?
Há lembranças associadas com a minha doença?

Quando acessar sentimentos e lembranças mais profundos, vivencie-os durante alguns instantes. Limite esse tempo a apenas alguns momentos. A seguir, você vai examinar soluções para a sua doença. A ideia é fazer com que sua mente subconsciente atue na solução do problema da enfermidade. Você deve responder às perguntas:

Qual é o meu papel em minha doença?
O que posso fazer por mim mesmo para ajudar a me curar?

Isso ajudará seu subconsciente a fazer duas coisas. Ele vai trabalhar no problema e estimular sua mente subconsciente a buscar informações de cura no ambiente que o cerca. Finalmente, é importante você visualizar como seria existir num estado livre da doença.

Os seguintes passos resumem o processo:

1. Prepare-se para fazer a mente subconsciente participar do processo
2. Visualize (conecte-se com o problema)
3. Examine soluções
4. Visualize como seria sentir-se bem (estado de cura)

Talvez essa técnica permita que outras questões relacionadas com o problema principal venham à superfície. Você precisa lidar com elas à medida que cada uma se manifestar. Por exemplo, se sentimentos surgirem, eles devem ser vivenciados; se outro problema surgir, uma solução deve ser buscada. Algumas vezes, você obterá uma percepção quanto à sua doença. A cura é um processo e, como tal, exige numerosos passos para você chegar até ela.

Enquanto prossegue no caminho da cura, com a ajuda de sua mente subconsciente, talvez você tenha algumas lembranças associadas com a sua doença. A mente armazena informações por meio da memória, reconstruindo o acontecimento, de modo que ele possa ser lembrado. Esse processo é desencadeado e facilitado por meio de estímulos sensoriais. Certas imagens, sons ou odores auxiliam o cérebro na reconstrução de lembranças. As informações mantidas na memória são dinâmicas, mudando com a introdução de novas informações – assim, as lembranças sofrem alterações com o passar do tempo. Isso significa que, à medida que você prossegue no processo de cura, as lembranças relacionadas com o problema podem mudar.

O melhor seria praticar essa técnica por um período de tempo, digamos, de 30 minutos a uma hora. Esse exercício é quase igual a uma sessão de imaginação ativa. Entretanto, sua duração pode variar de alguns minutos até uma hora. Depende da quantidade de trabalho que o subconsciente tem para realizar. Em geral, você vai atingir um estado de relaxamento, permitir que sua mente se ocupe com o problema e depois voltar a um estado ativo. Quando sua mente tiver terminado o processo, talvez você se sinta agitado ou queira distender os músculos ou mudar de posição. Esses são sinais de que sua mente encerrou o trabalho durante essa sessão em particular.

Quando começar a empregar essa técnica, talvez você descubra que coisas afloram em sua consciência, tais como lembranças ou sentimentos. Você precisará analisar esse material em suas sessões privadas de mente-corpo. Tudo isso faz parte do processo de cura.

Usei minha mente subconsciente muitas vezes quando estava envolvido com a minha própria cura. Ela me fornecia percepções profundas quanto ao meu problema. Muitas coisas vinham à superfície a partir dessas sessões, inclusive processos mentais negativos relacionados à minha infância, a minhas ideias sobre o trabalho e, até mesmo, à minha fé. Achei muito útil o fato de esses elementos terem emergido da mente subconsciente para que eu pudesse lidar com eles.

Faça a doença participar do processo de cura

Você não precisa de longas sessões com técnicas da mente-corpo para abrir um canal de informações da mente-corpo. A técnica que se segue requer apenas que você faça sua doença participar do processo. Isso significa entrar em contato com ela num nível mais profundo.

Na sociedade atual, muitos de nós tendemos a ignorar as próprias doenças ou tentar negá-las. Essa atitude prejudica a cura por inibir a mente. Deveríamos agir no sentido de envolver nossa mente na cura. A mente tem uma influência tão poderosa sobre o corpo que inibi-la faz com que um importante canal de cura se feche.

Um comercial apresentado na televisão me vem à lembrança quando penso em como negamos as doenças. O anúncio é sobre um medicamento de ação prolongada contra os resfriados. Um empregado de uma ferrovia está trabalhando ao ar livre, num dia frio e chuvoso. A chuva cai forte e o trabalhador está ensopado. Mas ele exclama que, mesmo resfriado, consegue continuar trabalhando por doze horas seguidas quando toma aquele remédio em particular!

A mensagem aqui é: vamos suprimir os sintomas para que possamos continuar a estressar o nosso corpo. Assim, o nosso corpo tem de enfrentar a doença, a pressão do trabalho, além de metabolizar o medicamento! Em vez disso, devíamos colocar a nossa doença a serviço da cura, com o objetivo de compreender por que ficamos doentes ou avaliar o que podemos fazer em relação à doença.

Uma das maneiras de obter a participação de sua doença é fazer a si mesmo uma pergunta ou uma série de perguntas, de acordo com a seguinte orientação:

De que modo sou responsável por minha doença?
O que estou fazendo para tratar a minha doença?
O meu tratamento está sendo eficaz?

Ao assumir responsabilidade pela situação e prestar atenção às suas próprias respostas, você está ajudando sua mente subconsciente a se colocar na direção certa. Também obtém um sentido profundo de que está agindo corretamente em relação à sua doença.

Os terapeutas podem fazer perguntas semelhantes no ambiente clínico. Geralmente, eu apresento as perguntas sob a forma de atribuição de uma lição de casa aos pacientes. Um exemplo seria:

> Eu gostaria de lhe propor uma ou duas perguntas; espero que você reflita cuidadosamente sobre elas até a próxima consulta. Preciso realmente dessas informações para compreender inteiramente seu problema. Em sua próxima consulta, eu gostaria que você me desse três razões pelas quais sente dor na parte inferior das costas.

Os pacientes escrevem as respostas ou me respondem verbalmente. Apresento as perguntas de uma maneira não ameaçadora, mas que os incentive, e lhes dou algum tempo (entre as consultas) para que elaborem as respostas. Isso proporciona um período de processamento nesse intervalo. Durante a consulta subsequente, eles normalmente não têm dificuldade para chegar a pelo menos uma resposta óbvia; minha meta, contudo, é fazê-los se aprofundar em seu problema. Quero que eles realmente reflitam sobre seu papel na doença. Essa reflexão permite à mente elaborar o problema.

Um exemplo de uma pergunta que tem como objetivo o aprofundamento do processo seria:

> Você consegue pensar em alguma razão não mecânica para a sua dor na parte inferior da coluna?

Esse tipo de pergunta envolve a mente do paciente na determinação de seu papel na doença. Esse é um aspecto da ativação do canal da mente-corpo. A próxima parte diz respeito à participação da mente quanto ao tratamento, por intermédio das seguintes perguntas:

> Em sua opinião, do que o seu corpo precisa para se curar?
> Você consegue pensar em três coisas de que seu corpo necessita para se curar?
> O que você acha que pode fazer em casa (ou no trabalho) para ajudá-lo a se curar?

Novamente, perguntas simples são seguidas por uma pergunta mais profunda, como:

O que você pode fazer para ajudar seu processo de cura, além de tomar remédios?
Quando refletiu a respeito da dor, alguma lembrança lhe veio à mente?
Você tem quaisquer outras sensações a respeito do seu problema, além da dor?"

A parte final desse exercício de participação é fornecer um *feedback* positivo. O reconhecimento de que o paciente está no caminho certo e se sente bem melhor pode conseguir esse efeito. Isso reforça de maneira positiva o processo de participação e permite que a mente continue a se ocupar do problema. É bastante gratificante testemunhar a mudança positiva nos pacientes à medida que o processo se desenvolve.

Algumas pessoas aceitam melhor esse nível mais profundo de tratamento do que outras. É importante conseguir a ajuda de outros profissionais se necessário. Você pode determinar se precisa desse tipo de ajuda pela maneira como se sente. Se tiver dificuldade de lidar com aquilo que vem à tona durante esse processo, procure ajuda profissional.

Já tenho encaminhado pacientes a terapeutas de outras áreas quando necessário. Por exemplo, em algumas ocasiões, ao tratar de pacientes com dor crônica, um forte componente psicológico se manifesta. Em numerosos casos de acidentes automobilísticos descobri que emoções tais como medo e raiva afloram durante o tratamento. Algumas vezes, os sentimentos são tão fortes que preciso encaminhar os pacientes a um profissional de saúde mental. Em geral, envio essas pessoas a um psicólogo que trabalha principalmente com questões responsáveis pela dor crônica. Eu também descobri que técnicas de liberação somatoemocional são úteis para essas pessoas. A liberação somatoemocional é um tratamento que aborda as emoções associadas com problemas musculares. Ele foi desenvolvido pelo dr. John Upledger e se baseia na ideia de que as emoções podem ficar armazenadas num trauma físico.

Feedback

A cura é um processo muito semelhante ao aprendizado. Ambos requerem a troca de informações. Tanto a cura quanto o aprendizado constituem processos ativos e dinâmicos. Sei que meus alunos aprendem muito mais quando estão ativamente envolvidos em sua própria aprendizagem. O mesmo ocorre com a cura. Para ilustrar o modo ativo *versus* o modo passivo de troca de informações, vamos examinar o aprendizado numa sala de aula.

Uma aluna assiste a duas aulas; a primeira é de História e a segunda, de Ciências. Na aula de História, o estilo do professor é ficar em pé diante da classe e fazer uma preleção de 50 minutos. Um breve período no final da aula é reservado para perguntas dos alunos, mas o professor não permite perguntas durante a preleção, para que o seu ritmo não seja prejudicado. As aulas são elegantemente apresentadas e cada uma delas poderia ser um capítulo de um livro escolar. Uma aluna, contudo, acha difícil se concentrar no conteúdo e precisa se esforçar para anotar o máximo de informações possíveis. Sua mente está concentrada nas anotações, com pouca consideração pelo conteúdo.

Em contraste com essa didática, na aula de Ciências, o professor tenta fazer a classe participar, andando pela sala e fazendo perguntas. No início, as perguntas são simples, mas depois aumentam em dificuldade. Na metade da aula, os alunos são divididos em grupos com o propósito de realizar uma atividade que reforce o conteúdo que acabou de ser apresentado.

Em qual das aulas você acredita que uma transferência maior de informações ocorreu? Na de História, nossa aluna se concentrou em escrever informações que seriam assimiladas mais tarde. Embora ela fosse capaz de anotar a maior parte do que foi dito, não houve praticamente *feedback* algum. Pontos importantes podem ter sido mal interpretados ou completamente perdidos. A aluna provavelmente acabará memorizando suas anotações para a próxima prova, sem fazer as correlações corretas ou colocar as informações dentro de um contexto maior.

Na aula de Ciências, as informações foram apresentadas de modo a fazer com que os alunos pensassem em respostas a perguntas. O professor tentou prender a atenção da classe, incentivando os alunos a pensarem. Um *feedback* foi oferecido no decorrer de todo o período da aula. Os estudantes também tiveram oportunidade de praticar o que foi ensinado, por meio de uma atividade. Isso significa um *feedback* ainda maior.

O *feedback* é extremamente importante na cura. Vimos no Capítulo 2 que os sistemas vivos capturam informações e formam circuitos de *feedback*. Esse conceito está presente em qualquer modo de transferência de informações, e a cura não é uma exceção. Nossa mente cria um circuito de *feedback* com as informações apresentadas a ela. Nossa mente é automaticamente atraída para informações que nos ajudarão ao longo do processo de cura. Essas informações são integradas à nossa mente, a qual, por sua vez, é estimulada a buscar mais informações. Também usamos o *feedback* no processo de participação, quando nos perguntamos se o tratamento está sendo eficaz.

Você precisa manter a mente aberta quanto a esse processo, pois talvez ele não pareça lógico. Por exemplo, eu encontro um número considerável de pacientes que são um tanto céticos em relação à quiropraxia. Talvez eles mesmos ou alguém que conhecem tenha tido uma experiência negativa. Acompanho de perto esses pacientes no sentido de lhes proporcionar um *feedback* que os ajude durante o tratamento.

Exercícios da mente-corpo

São apresentados aqui três exercícios, desenvolvidos com a finalidade de ajudar você a utilizar o canal da mente-corpo. Já vimos os Exercícios de Esquadrinhamento do Corpo e de Imaginação Ativa nas Figuras 8.2 e 8.3. A Figura 8.4 ilustra um Exercício do Perdão, que servirá de auxílio na liberação de informações negativas que você possa estar abrigando a respeito de alguém ou de algum acontecimento. O perdão se constitui num elemento essencial da cura pela mente-corpo. Às vezes permanecemos bloqueados porque nos apegamos a pensamentos negativos sobre alguém ou alguma coisa. Em certas situações precisamos até mesmo perdoar a nós mesmos por ofensas passadas.

Esses são três dos meus exercícios favoritos e eu os faço com frequência. Uso a imaginação ativa mesmo quando estou só resfriado ou gripado, e esquadrinho meu corpo quase diariamente em busca de pontos de tensão quando trabalho muitas horas. Também ensinei esses exercícios a muitos pacientes, com bons resultados. Espero que você os ache úteis.

Exercício do perdão

A reflexão sobre uma doença e a sua contemplação podem fazer aflorar pensamentos negativos, tais como a culpa. Há indivíduos que culpam a si mesmos ou aos outros por sua doença. A culpa produz ruídos no canal da mente-corpo. As pessoas podem ficar "emperradas" em sua cura pelo fato de não conseguirem superar a culpa.

Se a culpa se manifestar, você deve se esforçar para perdoar qualquer pessoa ou qualquer coisa que, em sua opinião, pareça ser culpada. Para isso, será útil escrever uma afirmação de perdão, que você repetirá em silêncio ou trará à lembrança sempre que a culpa aflorar.

Comece com a afirmação "eu perdoo" _____

A seguir, escreva uma declaração sobre aquilo que está perdoando no objeto da culpa. Finalmente, afirme que decidiu deixar a negatividade para trás.

Eis um exemplo:

> *Perdoo a mim mesmo por comer de modo incorreto e contribuir para o meu aumento de peso e saúde precária. Perdoo meus pais por terem deixado que eu me alimentasse inadequadamente quando era criança. Não continuarei a acalentar esses sentimentos negativos de culpa. Preciso fazer isso para prosseguir com minha vida e me curar. Agora que perdoei, continuarei a viver de maneira positiva.*

Depois de ter perdoado, você deve compreender que o perdão ocorreu e se esforçar para realmente se libertar da culpa. Somente assim pode iniciar outra etapa em sua cura.

Figura 8.4 Exercício do perdão.

CAPÍTULO 9

O CANAL MOLECULAR

Ocasionalmente, os meus alunos de anatomia e fisiologia analisam como os medicamentos provocam seu efeito no corpo. Eu vou apresentar uma situação hipotética, na qual eles estão tomando um remédio. Eles sabem que o medicamento é decomposto e assimilado pelo sistema digestório, entrando posteriormente na corrente sanguínea. O problema é: como o remédio sabe para onde ir? O que ele faz ao chegar ao seu destino? Em que medida isso é semelhante ou diferente de se tomar uma vitamina?

Normalmente, após nos debatermos durante um breve período, acabamos encontrando as respostas. O medicamento sabe que direção tomar por causa dos receptores celulares. As células contêm proteínas que estão encerradas em suas membranas e agem como receptores. O medicamento atua como os próprios hormônios e neurotransmissores do corpo, adaptando-se a esses receptores da mesma maneira que uma chave se encaixa numa fechadura.

A ação das vitaminas é um pouco diferente. Elas não imitam hormônios ou neurotransmissores. As vitaminas são necessárias para muitas das reações químicas do organismo. Comumente chamadas de coenzimas, elas agem no sentido de fazer essas reações ocorrerem.

Um fato notável quanto aos medicamentos e vitaminas: aquilo que eles transferem para o corpo é essencialmente a informação. Ambos contêm mensagens que são absorvidas pelas células e tecidos do corpo. Uma mensagem pode dizer a uma célula para fazer muitas coisas diferentes. A célula é capaz de intensificar ou reduzir um determinado processo. Ela pode produzir mais proteínas portadoras de mensagens ou secretar uma variedade de substâncias. Essas mensagens celulares causam amplos efeitos no corpo. Elas têm a capacidade de promover a cura ou desencadear uma destruição, causando danos a células e tecidos.

As drogas farmacêuticas e as vitaminas não são as únicas fontes de informação molecular. Praticamente qualquer coisa que entrar em nosso corpo pode transferir informações moleculares. Isso inclui minerais, substâncias fitoterápicas e até mesmo alimentos. Também fazem parte os remédios alternativos, como os óleos essenciais.

As informações moleculares caminham pelo corpo através daquilo que chamaremos de "canal molecular". Esse canal consiste em uma fonte de informações moleculares (como um medicamento), uma via de transmissão (como a corrente sanguínea) e um receptor (como uma célula). As fontes de informação que veremos são os medicamentos, as vitaminas, os minerais e as ervas.

Com a compreensão de que tanto os medicamentos quanto as vitaminas, minerais e ervas transferem informações moleculares, algumas das diferenças entre os tratamentos alternativos e os convencionais começam a se dissolver. Por exemplo, acredita-se geralmente que os nutrientes e remédios atuam de modo diferente. Sim, talvez eles tenham um *efeito* diferente, porém o mecanismo subjacente de transferência de informações é essencialmente o mesmo.

Tanto os nutrientes como os medicamentos transferem informações. Ambos têm seu lugar na cura. A diferença está no *conteúdo* das informações.

Medicamentos como fontes de informação

Os remédios conduzem informações moleculares de uma maneira muito semelhante a dos próprios hormônios e neurotransmissores. Os fármacos são potentes portadores de informação – talvez excessivamente potentes em alguns casos pelo fato de produzirem tantos efeitos colaterais indesejáveis. Um grande número de pessoas toma remédios sem ter consciência dos efeitos colaterais e estes, com frequência, são tratados com ainda mais medicamentos. A publicidade dos laboratórios farmacêuticos negligencia a divulgação dos efeitos colaterais – os anúncios mostram pessoas felizes que desfrutam dos benefícios de um medicamento, mas mencionam apenas rapidamente os efeitos colaterais. É difícil compreender a seriedade desses efeitos quando se observa pessoas sorridentes, aproveitando a vida.

Os efeitos colaterais são conhecidos como "reações adversas a drogas" ou RADs. A quantidade de RADs é espantosa. Uma revisão recente de pesquisas que analisaram as RADs determinou que quase 2,2 milhões delas ocorrem anualmente. Se combinarmos a incidência de RADs com os erros médicos, a possibilidade de uma pessoa sofrer um sério dano quando entra num hospital chega a 36%! Uma revisão feita em 2003 mostrou que 19% entre 400 pacientes tiveram uma RAD ao receberem alta num hospital altamente especializado.[1]

Esses dados não levam em consideração as ocorrências que não foram relatadas. Se todos os casos fossem somados aos números acima, estes ficariam muito mais elevados, pois somente 5 a 20% desses casos são de fato relatados. Um estudo publicado na respeitada revista médica *New England Journal of Medicine* mostrou que 25% dos pacientes sofreram efeitos colaterais em relação a um total superior a 3,34 bilhões de medicamentos prescritos naquele ano.[2] O estudo afirmou ainda que, dentre os remédios responsáveis pelo maior número de efeitos colaterais, estavam os AINES (anti-inflamatórios não esteroides), os bloqueadores dos canais de cálcio e os inibidores seletivos de recaptação de serotonina (ISRSs), tais como a paroxetina (Paxil) e a sertralina (Zoloft). Um relatório da agência de notícias Reuters também sugeriu que mais de um milhão de hospitalizações anuais ocorrem como resultado de efeitos colaterais.[3] Em muitos casos, os médicos têm dificuldade para determinar se os sintomas de um paciente se devem a uma doença ou aos efeitos colaterais.

Todos os medicamentos são tóxicos num certo grau. Se ingerir uma quantidade suficiente de praticamente qualquer fármaco, você exibirá sinais de toxicidade, a qual poderá ser letal. A quantidade ingerida é chamada de "dose". Se ela for muito pequena, não haverá resposta. Se for aumentada, ela eventualmente se tornará alta o suficiente para causar uma resposta. Esta, por sua vez, cresce com quantidades maiores do medicamento, até que um efeito terapêutico seja alcançado. Os efeitos tóxicos resultam de doses mais elevadas que a dose terapêutica.

Os medicamentos funcionam melhor dentro de uma gama de doses, que vão desde a quantidade mínima necessária para produzir efeito até o nível em que se tornam tóxicas. Alguns fármacos exigem uma "superdose" para preparar o organismo ou para que se consiga uma concentração grande da droga na corrente sanguínea, de modo que doses menores possam ser usadas a seguir. O uso de uma superdose ajuda a manter um suprimento constante do fármaco nas células.

A dose adequada de um medicamento é geralmente determinada pelo peso do paciente. O médico começa normalmente com uma dose média, adaptando-a depois ao paciente. A dose média é conhecida como "dose efetiva média" ou "DE_{50}". Essa dose produz um efeito terapêutico em 50% dos pacientes de um grupo.

Contudo, nem todos os seres humanos são iguais. Uma dose muito mais baixa que a média talvez provoque um efeito terapêutico em algumas pessoas, enquanto uma dose muito mais alta causa o mesmo efeito em outras. Em numerosos casos, o efeito terapêutico é relatado verbalmente pelo paciente. Isso resulta em erros de comunicação, podendo levar ao uso de doses mais elevadas do que o necessário.

Dissemos anteriormente que todos os medicamentos são tóxicos em certo grau. Existe um índice de toxicidade, conhecido como "dose letal média" ou "DL_{50}". Esse índice representa a dose que é letal em 50% dos pacientes. Ambas, a DE_{50} e a DL_{50}, podem ser usadas para determinar o índice terapêutico:

$$\text{Índice terapêutico} = DL_{50}/DE_{50}$$

Alguns medicamentos apresentam um índice terapêutico estreito. Isso significa que a quantidade necessária para produzir um efeito terapêutico está muito próxima da quantidade tóxica. Há uma probabilidade maior de erro ao se usar uma dose bastante elevada. Alguns exemplos de drogas com um índice terapêutico estreito são citados na Figura 9.1.

Os remédios podem ser preparados para atuar como hormônios ou como neurotransmissores, porém existem algumas diferenças importantes. O processo natural de secreção de um hormônio ou de um neurotransmissor constitui um mecanismo em que há uma sintonia precisa. O corpo é capaz de secretar a quantidade perfeitamente correta de uma substância, com a finalidade de produzir o efeito exatamente correto. Estão presentes no organismo numerosos mecanismos de *feedback* que ajustam constantemente o volume de um hormônio secretado. Em geral, os medicamentos suplantam esses mecanismos reguladores.

> **Medicamentos com um estreito índice terapêutico**
>
> Anticoncepcionais orais
>
> Drogas antiepilépticas
>
> Warfarin (anticoagulante)
>
> Cisapride (para azia)
>
> Inibidores de 3-hidroxi-3-metilglutaril-coenzima A redutase (comumente conhecidos como estatinas, para a redução do colesterol)
>
> Fluoroquinolona (um antibiótico)
>
> Antidepressivos tricíclicos

Figura 9.1 Medicamentos com um estreito índice terapêutico.

Os fármacos tendem a bombardear o canal molecular com informações. Essas informações não são tão perfeitamente adequadas como as dos portadores naturais de informações. Os remédios podem causar efeitos amplos pelo fato de conseguirem se adaptar a muitos receptores localizados em diferentes partes do corpo. É difícil ajustar doses com precisão para que elas se equiparem com a produção e secreção natural dos hormônios.

Uma citação da neurofisiologista Candace Pert ilustra esse conceito:

> Evite os ligantes exógenos (drogas), que perturbam a rede psicossomática com uma intensidade capaz de desvirtuar seu fluxo regular de informações, produzindo circuitos "bloqueados" de informação, que impedirão você de vivenciar seu repertório completo de experiências potenciais; ao contrário, cultive circuitos de *feedback* que restaurem e mantenham sua alegria natural. Tradução: para se sentir tão bem quanto possível o tempo todo, evite usar drogas, legais ou ilegais. Questione qualquer prescrição de uso contínuo: se você precisar tomar uma droga, assegure-se de que a dose eficaz seja a mais baixa possível.[4]

Muitos efeitos colaterais poderiam ser reduzidos se houvesse uma maneira de ajustar mais especificamente a dose de uma droga. Há esperança de que isso possa ocorrer devido a um novo ramo da farmacologia, baseado na genética e chamado de "farmacogenética". A maneira pela qual uma pessoa responde a uma substância farmacêutica depende de seu DNA, pois este detém as instruções para a produção das enzimas que fragmentam as drogas no organismo. Em algumas pessoas, as instruções são ligeiramente diferentes, fazendo com que seu DNA produza variações dessas enzimas. Desse modo, uma pequena dose de medicamento pode ter um efeito letal.

Os testes genéticos serão capazes de identificar os indivíduos que podem se beneficiar de um fármaco e aqueles passíveis de ser prejudicados. Alguns metabolizam os medicamentos mais depressa do que outros, precisando de doses mais elevadas para conseguir um efeito terapêutico. Por outro lado, há pessoas que metabolizam essas drogas mais lentamente, por isso os medicamentos que lhes são dados podem causar um efeito tóxico.

O futuro se mostra auspicioso para os testes genéticos e a farmacologia. É interessante observar que o conceito de dose específica para um indivíduo, baseada na genética, corresponde, em essência, à abordagem informacional que se fundamenta no DNA.

Vitaminas e minerais como fontes de informação

No organismo, as vitaminas e os minerais (nutrientes) atuam de modo diferente dos medicamentos. Os nutrientes são comumente chamados de "substâncias naturais" porque são usados nos processos bioquímicos normais. Os nutrientes estão contidos nos alimentos que comemos, sendo necessários para a fisiologia normal. As vitaminas geralmente atuam como coenzimas no corpo. Essas coenzimas tornam possíveis muitas das reações bioquímicas orgânicas.

Por exemplo, o corpo usa um carboidrato simples, chamado "glicose", para obter energia. As reações bioquímicas que produzem energia a partir da glicose requerem a presença de duas vitaminas do complexo B, a riboflavina e a niacina. Dessa maneira, as vitaminas possibilitam o processamento dos alimentos que ingerimos. Sem vitaminas, o corpo não consegue metabolizar os carboidratos, as gorduras e as proteínas.

O organismo não produz vitaminas, por isso elas devem ser ingeridas por meio da alimentação. Algumas são sintetizadas pela pele, como a vitamina D, ou pelas bactérias intestinais (vitamina K). Há duas categorias gerais de vitaminas: as solúveis em água e as solúveis em gordura. As solúveis em água são absorvidas e excretadas dentro de um curto período após a ingestão. Elas não são armazenadas nos tecidos do corpo. As solúveis em gordura ficam armazenadas juntamente com a gordura. O risco de toxicidade é maior com as vitaminas solúveis em gordura.

Algumas vitaminas, incluindo C, E e A, agem como antioxidantes, que se combinam com os radicais livres e os desativam. Os radicais livres são moléculas tóxicas produzidas por reações químicas no corpo e podem ser prejudiciais.

O organismo também precisa de minerais. Ele tem necessidade de sete minerais em quantidades moderadas; pequenas quantidades ou traços de vários outros minerais também são necessários. Os sete minerais são fósforo, cálcio, potássio, enxofre, cloro, sódio e magnésio. Eles são usados para fortalecer os ossos, produzir membranas celulares e formar proteínas, hormônios e enzimas.

Uma vez que as vitaminas e minerais fazem parte dos processos fisiológicos normais do corpo, eles se integram melhor ao fluxo molecular de informações do que os fármacos.

As substâncias nutricionais atuam no sentido de apoiar a bioquímica normal do organismo, em contraste com os medicamentos, que a suplantam ou suprimem. Os remédios inundam o canal molecular de informações de modo análogo ao de um exército invasor, enquanto as substâncias nutricionais fornecem informações, como numa linha de suprimento. Isso não significa que os nutrientes sejam perfeitamente seguros, pois eles exibem efeitos tóxicos em doses elevadas, assim como as drogas. Entretanto, sua toxicidade é muito mais baixa que a dos medicamentos.

Um artigo publicado no *Journal of Orthomolecular Medicine* examinou as mortes relacionadas com superdoses de nutrientes, descobrindo que a incidência era de 0 a 1 por ano. O artigo revelou ainda que em mais de 49 mil exposições a vitaminas, relatadas a centros de controle de envenenamentos, houve somente "14 efeitos adversos graves e nenhuma morte". Os autores concluem, afirmando que "a morbidade e a mortalidade causadas somente por vitaminas são raras".[5]

Suplementos fitoterápicos como fontes de informação

Os suplementos fitoterápicos fornecem informações moleculares de modo semelhante ao dos medicamentos. De fato, muitos dos atuais fármacos foram desenvolvidos a partir de ervas. A forma farmacológica é muito mais refinada e potente do que a erva em si.

As ervas vêm sendo usadas como substâncias medicinais há milhares de anos. É possível que elas sejam mais adequadas como fontes de informações pelo fato de sua evolução ter sido concomitante à do homem.

As ervas são classificadas de acordo com seus efeitos no corpo humano. Os adaptógenos, como as raízes de ginseng e de astrágalo, dão apoio aos processos fisiológicos normais do organismo. Um adaptógeno aumenta a imunidade, auxilia na função hepática, eleva a resistência e reduz os efeitos do stress, pelo apoio que oferece ao funcionamento das glândulas suprarrenais. Os antioxidantes, como o extrato de semente de uva, combinam-se com os radicais livres e os desativam. Os carminativos têm um efeito calmante sobre o sistema gastrointestinal e são usados em casos de síndrome do cólon irritável, azia, indigestão e cólicas infantis. Exemplos de carminativos incluem a hortelã-pimenta e o gengibre. Os colagogos, como o dente-de-leão e a raiz de bardana, estimulam a produção e o fluxo de bile. As substâncias demulcentes ou emolientes ajudam na função das membranas mucosas. Entre essas substâncias se encontram a raiz de alcaçuz e a malva-branca. Os laxantes, como o aloé, reforçam a ação do cólon.

O uso de remédios nutricionais e fitoterápicos continua a crescer nos Estados Unidos. Os remédios à base de ervas sempre foram mais populares na Ásia e na Europa, mas a tendência nos Estados Unidos é se aproximar dos outros dois continentes. Os medicamentos fitoterápicos contêm uma dose menor do ingrediente ativo do que os produtos farmacêuticos. Eles ainda podem conter uma variedade de ingredientes ativos. Em alguns casos, é a combinação de ingredientes que atua para se obter o efeito desejado. Existem muitas substâncias fitoterápicas com diversos efeitos sobre a bioquímica do corpo humano. Numerosos mecanismos de ação ainda são desconhecidos, mas estão começando a ser descobertos.

As ervas são geralmente seguras, no entanto existem alguns relatos de reações adversas. Segundo um relatório do FDA (Food and Drug Administration), 184 mortes relacionadas com substâncias fitoterápicas foram divulgadas entre 1993 e 1998. Esse total corresponde a 37 mortes por ano. A maior parte das ocorrências foi atribuída a fórmulas para emagrecer, que continham um estimulante herbáceo conhecido como "éfedra".[6]

Substâncias biológicas

Uma classe relativamente nova de substâncias, chamadas "biológicas", oferece um enorme potencial no processo de cura. Elas usam o sistema imunológico do próprio corpo para lutar contra as doenças. Enquanto as substâncias nutricionais e fitoterápicas dão apoio aos processos fisiológicos, os produtos biológicos participam mais intimamente da fisiologia do corpo. Em termos de ressonância, as substâncias biológicas se equiparam às fontes de informação naturais do organismo.

As substâncias biológicas consistem em substâncias moleculares produzidas pelo corpo, incluindo anticorpos, interleucinas, interferon, material genético (terapia genética), vacinas e fatores estimuladores de colônias. Todos esses produtos são chamados de "modificadores de resposta biológica" (MRB). Muitas dessas substâncias estão sendo desenvolvidas para uso no tratamento do câncer, pois atingem as células cancerosas diretamente ou contribuem para que o sistema imunológico destrua essas células. Outro grupo, denominado "substâncias imunomoduladoras", estimula a função do sistema imunológico. Essas substâncias fazem com que o sistema imunológico produza mais anticorpos e citocinas, capazes de eliminar as células cancerosas.

Como os medicamentos biológicos se equiparam às substâncias que o corpo já produz, espera-se que eles causem efeitos colaterais menos graves e em menor número. Até o presente momento, os efeitos colaterais ainda existem e variam de brandos a severos. A quimioterapia tradicional também é responsável por numerosos efeitos colaterais, além de ser menos específica na destruição das células neoplásicas.

Uma categoria de substâncias biológicas, denominada "anticorpos monoclonais", identifica e neutraliza as células cancerosas. Os linfócitos B (um tipo de célula branca do sangue) produzem naturalmente anticorpos quando ativados por um patógeno, como um vírus ou uma bactéria. Os anticorpos atacam então o patógeno, tornando-o mais reconhecível, o que permite que outras células também o ataquem. Os anticorpos monoclonais atuam de uma maneira bastante semelhante. Quando injetados no corpo, eles visam especificamente às células tumorais, que se tornam um alvo para o sistema imunológico cuja ação passa a ser eliminá-las.

As vacinas atuam por meio da introdução de um patógeno desativado no organismo, para que o sistema imunológico possa responder produzindo naturalmente anticorpos, com a finalidade de neutralizar esse patógeno.

Estão sendo desenvolvidas vacinas contra o câncer que contêm uma porção de células desativadas do tumor do próprio paciente. Quando essas células são injetadas de volta na pessoa, o sistema imunológico é estimulado a atacar as células neoplásicas.

Na terapia genética, o material genético é apresentado ao corpo por intermédio da injeção de vírus que contêm o material. Os vírus estão desativados, portanto não podem causar doenças. Uma das abordagens envolve o fornecimento de genes ausentes no DNA das células. Acredita-se que o DNA com genes faltantes tende a produzir células cancerosas. Outra técnica corresponde à introdução de genes que possibilitam ao sistema imunológico reconhecer melhor as células doentes e combatê-las.

Escolha de uma fonte de informação molecular

Todas as substâncias acima podem ser usadas como fontes de informação molecular. Os medicamentos são muito potentes e produzem efeitos rapidamente. Mas eles também oferecem riscos, pois tendem a suplantar os processos naturais do corpo. As ervas são menos potentes e têm menor probabilidade de produzir efeitos colaterais. Podem ser consideradas como remédios naturais porque evoluíram ao lado dos seres humanos. Elas afetam o corpo de modo mais lento que as drogas, e seu efeito é mais simbiótico. Os nutrientes são os menos potentes, uma vez que já fazem parte dos processos bioquímicos normais do organismo.

O futuro dos medicamentos biológicos está cercado de muita esperança. Como já existem no corpo, essas substâncias são fontes poderosas de informação. Se a fonte de uma doença genética é o próprio DNA, por que então não o corrigir? No futuro, talvez isso seja possível.

As drogas, os nutrientes e as ervas constituem fontes valiosas de informação num programa de cura. Ao se escolher uma fonte de informações moleculares, o tipo e a gravidade do mecanismo patológico devem ser considerados. A dificuldade em relação à medicina moderna é que essas fontes não são vistas como equivalentes. Há uma tendência ao uso excessivo de drogas. As razões para isso são políticas, educacionais e, até mesmo, comerciais. Infelizmente, a nossa sociedade sofre as consequências de um número muito grande de reações adversas às drogas medicamentosas.

De maneira geral, evidencia-se o fato de que a potência de uma substância é diretamente proporcional aos efeitos colaterais que produz. Os fármacos e as substâncias biológicas são mais potentes que suas alternativas naturais, mas causam a maior parte dos efeitos colaterais. Os nutrientes e as substâncias fitoterápicas são menos potentes, porém provocam um menor número de efeitos colaterais. A melhor opção depende do processo patológico. Algumas das questões a serem consideradas:

- O processo é agudo ou crônico?
- Qual é a gravidade do processo?
- Quais são os tratamentos apropriados?
- Quais são os efeitos colaterais?

Para os problemas agudos, talvez uma fonte mais potente de informações seja necessária. Em termos de fluxo de informações, os problemas agudos podem ser vistos como poderosas correntes de informações que acontecem numa área específica do corpo. Por exemplo, a inflamação aguda é uma resposta celular a uma lesão. Os programas de inflamação celular são ativados e enviam essas fortes correntes de informações para a área lesada. A maneira mais eficaz de se interromper esse processo seria o uso de uma droga, mas os efeitos colaterais têm de ser levados em consideração. As alternativas naturais podem ser viáveis se a inflamação não for séria. Outra abordagem seria usar um medicamento por um breve período e depois mudar para uma alternativa natural.

Para problemas crônicos, você deveria pensar na adoção de remédios alternativos, pois seu uso prolongado produz menos efeitos colaterais. Tipicamente, esses remédios levam mais tempo para fazer efeito porque têm resultados menos intensos. Sempre que possível, o tratamento deve progredir de fontes de informação com efeitos mais potentes para aquelas com efeitos menores.

Se fontes mais potentes de informação forem usadas para controlar um processo agudo, então o processo de cura subsequente deve ser apoiado por fontes de informação menos potentes. Por exemplo, um processo inflamatório agudo exige um fármaco, mas este poderia receber o suporte de substâncias nutricionais ou fitoterápicas.

Para ilustrar o uso de informações moleculares, vamos examinar um caso específico. Jasmine veio ao meu consultório com uma dor aguda no pescoço, que havia começado logo depois de seu automóvel ter sido abalroado na parte traseira. Ela descreveu a dor como aguda e intensa; que a dor aumentava com o movimento e se irradiava para o ombro direito e o braço. Ela tinha dificuldade para dormir devido à dor, não conseguindo encontrar uma posição confortável. Meu exame revelou sinais de um processo inflamatório agudo que estava ocorrendo na musculatura do seu pescoço.

Para controlar a inflamação, eu dispunha de várias opções. Poderia indicar um anti-inflamatório nutricional, como um bioflavonoide, ou utilizar medicamentos de potências diferentes, desde o ibuprofeno, vendido livremente nas farmácias, até um medicamento que exige receita médica, como o hidrocodona (eu encaminho os pacientes a um médico quando as receitas são necessárias). Todas essas substâncias atuam como fontes de informação, sendo que algumas apresentam mais riscos do que outras. As que exigem receita médica também contém um narcótico para o controle da dor. Se eu as prescrevesse, controlaria a inflamação mais depressa, mas a paciente correria o risco de sofrer efeitos colaterais mais sérios, tais como sonolência, náusea e lesões hepáticas. O ibuprofeno, um remédio vendido sem receita, é menos potente, causando menos efeitos colaterais; e o bioflavonoide é ainda menos potente, praticamente sem efeitos colaterais.

Quando analisei os custos e benefícios das três substâncias, decidi usar o ibuprofeno, juntamente com um suplemento nutricional (bioflavonoide), durante três dias e depois suspender a droga, mas continuando com o bioflavonoide. Dessa maneira, os benefícios foram maximizados, enquanto os riscos foram reduzidos. A Figura 9.2 apresenta algumas sugestões de uso de substâncias nutricionais.

Os problemas orgânicos mais graves, como o câncer, exigem um regime de fontes de informações potentes. As células tumorais provocam uma grande quantidade de entropia no organismo. São necessárias muitas informações para superar esse processo. Vários dos tratamentos mais recentes contra o câncer incluem poderosos quimioterápicos, aliados a um suporte nutricional. Todas as fontes de informação precisam ser avaliadas no que se refere à sua eficácia na cura *versus* até que ponto são prejudiciais para o corpo.

Meu conselho quanto ao emprego de fontes de informação moleculares é você não se precipitar e pesquisar aquilo que está usando. Algumas sugestões simples de suplementos nutricionais para vários problemas são apresentadas na Figura 9.2. Se você estiver pensando em tomar substâncias nutricionais juntamente com medicamentos, é importante conversar sobre isso com o seu farmacêutico. O uso crescente de nutrientes e substâncias fitoterápicas resultou numa percepção cada vez maior de sua interação com os fármacos. Seu farmacêutico pode ser um importante recurso na identificação dessas interações.

Um número considerável de terapeutas licenciados emprega nutrientes e substâncias fitoterápicas em seus tratamentos. Eu aconselharia qualquer pessoa a buscar a ajuda de um desses profissionais, os quais têm conhecimentos avançados sobre essas substâncias. Muitas vezes, essas substâncias podem ser usadas em conjunto ou até mesmo em lugar dos medicamentos.

Substâncias nutricionais na cura

Se você apresentar uma das doenças a seguir, talvez deseje investigar a utilização das substâncias naturais mencionadas. Esta lista não substitui os cuidados profissionais, porém serve como um guia geral. Se estiver interessado em tomar qualquer um desses suplementos nutricionais, você deve consultar antes o profissional de saúde que o acompanha. E nunca reduza as doses de um medicamento, sem antes consultar o terapeuta que o prescreveu.

Se você tiver pressão alta, considere o uso de:

- Vitamina E (400-800 IU diariamente)
- Carnitina (1000-3000 mg diariamente)
- Coenzima Q10 (30-90 mg diariamente)
- Alho (fresco ou em cápsulas)
- Dente-de-leão
- Crataegus

Para controlar a dor e a inflamação:

- Bioflavonoides
- Enzimas digestivas
- Pimenta-de-caiena
- Casca de salgueiro-branco
- Tanaceto (para dores de cabeça)
- Gengibre
- Cúrcuma
- Olíbano

Figura 9.2 Substâncias nutricionais na cura (continua na página seguinte).

> ### Substâncias nutricionais na cura *(continuação)*
>
> Para lesões nas articulações e osteoartrite, use as substâncias anteriores para ajudar a reduzir a dor, juntamente com o sulfato de glicosamina, ou glucosamina (1500 mg diariamente). Foi demonstrado que a glicosamina reduz a degeneração das articulações.
>
> Para a síndrome do túnel do carpo, use as substâncias anteriores para ajudar a controlar a dor e a inflamação, juntamente com a vitamina B_6 (50-100 mg diariamente).
>
> Se estiver tendo dificuldade para dormir, você pode considerar o uso de:
>
> - Raiz de valeriana
> - Melatonina
> - Cálcio (600 mg)
> - Magnésio (300 mg)
> - Raiz de kava-kava (para a ansiedade que impede o sono)
>
> Para problemas de próstata, tais como hiperplasia prostática benigna:
>
> - Zinco (10 a 15 mg diariamente)
> - Selênio (200 a 400 mcg diariamente)
> - *Saw palmetto* (*Serenoa repens*)
>
> Para indigestão ácida:
>
> - Extrato de raiz de alcaçuz (alcaçuz desglicirrizado)
> - Olmo vermelho (*Ulmus rubra*)
> - Raiz de malva-branca *(Althaea officinalis)*
> - Metilsulfonilmetano (MSM)

As informações moleculares são um poderoso acréscimo a um programa completo de cura. Como dissemos no Capítulo 2, essas informações atuam por meio de uma causação ascendente a fim de afetar o corpo. Embora as informações moleculares sejam significativas, é importante lembrar que suas fontes deveriam fazer parte de um programa abrangente de cura, o qual inclui o uso de outros canais.

CAPÍTULO 10

O CANAL DE ENERGIA

A energia está em todos os lugares. Sempre que ouvimos uma música bonita, apreciamos uma paisagem espetacular ou sentimos a dureza da madeira estamos recebendo energia. Ela não somente nos permite vivenciar o mundo exterior ao nosso corpo, mas também pode nos ajudar na cura de uma doença.

Quando você ouve uma música, o que está experimentando é a interpretação feita por sua mente das ondas sonoras que percorrem o ar. As ondas sonoras atingem seus tímpanos e as vibrações são transferidas para os seus ouvidos internos. Estes convertem a energia mecânica em energia eletroquímica, sob a forma de impulsos nervosos. Os impulsos nervosos chegam ao seu cérebro, que os interpreta como música. O processo como um todo é um exemplo de energia convertida em informação.

Todos os seus sentidos funcionam dessa maneira. Eles captam informações do ambiente sob a forma de energia, convertendo-as em informações eletroquímicas para serem usadas pelo sistema nervoso. Nós assimilamos enormes quantidades de informação a cada dia sob a forma de energia. O nosso sistema nervoso precisa então selecioná-las e colocá-las dentro de um contexto.

Vida, energia e informação

A vida precisa de energia. A vida conseguiu começar e se desenvolver neste planeta porque tinha uma fonte de energia, o Sol. Grande parte da energia necessária para manter a vida vem da luz, do calor e das moléculas químicas. A vida é capaz de extrair informações da energia e integrá-las em sua estrutura.

Em sua essência, a energia é força. Em física, uma força é a capacidade de provocar uma mudança em alguma coisa. Existem quatro forças fundamentais na natureza: gravidade, força nuclear forte, força nuclear fraca e força eletromagnética. Na cura, estamos principalmente preocupados com a força eletromagnética.

A força eletromagnética abrange mais do que a eletricidade e o magnetismo, como seu nome sugere. A maior parte da ciência da química diz respeito à ação da força eletromagnética. Nas reações químicas, as ligações moleculares são rompidas e novas ligações são formadas. A força eletromagnética produz as ligações químicas.

Grande parte daquilo que os nossos sentidos captam tem origem na força eletromagnética. A luz que vemos, o som que ouvimos e as texturas que percebemos são exemplos dessa força. Ela é responsável pela dureza de uma substância, tal como um bloco de madeira, ou pela maciez de um travesseiro. E também vem sendo usada na cura há mais de cem anos.

Energia elétrica como informação

No início do século XX, pensava-se que a passagem de uma corrente elétrica por um corpo, sob a forma de um choque, era algo positivo. A eletromedicina foi bastante popular naquela época, sendo considerada como uma medicina de alta tecnologia. Havia até mesmo uma subespecialidade médica, com uma organização própria, intitulada American Electrotherapeutic Association; seus membros se reuniam anualmente e patrocinavam conferências. Por volta desse período, o inventor Nikola Tesla fazia experimentos com correntes alternadas e energia elétrica de alta frequência. Tesla ficou famoso por ter desenvolvido a corrente alternada para transmissão de eletricidade a longas distâncias.

Tesla também descobriu que era possível passar uma grande quantidade de energia elétrica através do corpo humano, usando uma corrente de alta frequência. Ele comparou a atuação dos tecidos humanos a condensadores, que podiam armazenar energia elétrica. Tesla também sabia que as células eram naturalmente elétricas. Sabia que elas mantinham um gradiente elétrico, uma diferença de voltagem entre sua parte interna e sua parte externa. Ele achava que podia ajudar a manter ou até mesmo melhorar a função celular por meio da exposição do corpo à uma corrente de alta voltagem e alta frequência; assim, criou dispositivos de *cura*, chamados "bobinas de Tesla", que produziam esse tipo de corrente, com o objetivo de restaurar a saúde e até curar tumores malignos. Os dispositivos de Tesla ganharam uma enorme popularidade, inspirando outros inventores a desenvolverem novos modelos a partir de seu dispositivo original. Muitos desses aparelhos podem ser vistos atualmente em museus. Tesla estava tão convicto de sua teoria que se expunha diariamente à corrente.

Todas as células vivas exibem uma diferença de voltagem entre seu interior e seu exterior. Tipicamente, as células têm um potencial negativo na parte interna, em comparação com a externa. Essa diferença de potencial é criada pela passagem de íons através da membrana celular. Esse fenômeno é conhecido como "potencial transmembrana". Um campo eletromagnético de alta voltagem e alta frequência parece estimular a célula e sustentar o potencial transmembrana normal. Esse potencial está ligado a importantes processos celulares, tais como a produção de energia e o metabolismo celular normal. Foi demonstrado que células doentes, como as que estão presentes nos cânceres, apresentam uma redução em seu potencial transmembrana.

As bobinas de Tesla também produzem ozônio e íons negativos, que, em pequenas quantidades, podem ser benéficos aos tecidos vivos. Num certo sentido, os íons negativos atuam como os antibióticos, sendo capazes de destruir os patógenos. Eles também aumentam o funcionamento do sistema imunológico. Descobriu-se também que, em quantidades reduzidas, o ozônio (oxigênio ionizado) é benéfico à saúde. Outros efeitos incluem um aumento na síntese do DNA e das proteínas, e uma diminuição da dor.

Uso de correntes elétricas muito pequenas na cura

Em contraste com a eletricidade de alta voltagem e alta frequência, verificou-se que as correntes elétricas de pequena intensidade promovem a cura. Grande parte do trabalho sobre essas correntes fracas, conhecidas como "microcorrentes", foi inspirada nos estudos do médico Robert Becker.

Há muito tempo, os cientistas já sabiam que um tecido lesado produz uma "corrente de lesão", a qual, segundo eles acreditavam, era composta por átomos eletricamente carregados (íons) que vazavam do tecido. A corrente de lesão supostamente diminuía à medida que o tecido era restaurado. Na opinião do dr. Becker, ortopedista e autor do livro *The Body Electric*, essa corrente estava relacionada com as propriedades regenerativas do tecido.[1] Sua ideia inspirou uma série de experimentos com rãs e salamandras, elaborados com a finalidade de investigar se as correntes elétricas promoveriam a regeneração dos membros desses animais.

As proposições de Becker não foram bem recebidas pela comunidade científica. Suas ideias sobre regeneração eram contrárias ao pensamento aceito de que a regeneração não ocorreria porque, uma vez que as células se desenvolvessem a partir de células precursoras (células-tronco), elas não conseguiriam reverter esse processo. A diferenciação era vista como uma via de mão única, pelo menos quanto às células humanas. Quando uma célula se diferenciava, ela não poderia se desenvolver na outra direção. Becker, entretanto, estava intrigado com o conceito de que talvez fosse possível estimular as células a se regenerarem onde, supostamente, a regeneração não ocorreria. Seu primeiro projeto não foi recebido com entusiasmo. O professor que devia aprovar seu projeto chegou a afirmar:

> Eu não acredito por um minuto sequer que isso vá funcionar, mas acho que você deveria executar o projeto de qualquer maneira. Temos de encorajar os jovens pesquisadores.[2]

O primeiro projeto de Becker comparou as propriedades regenerativas de salamandras com as de rãs. As salamandras têm a capacidade de regenerar seus membros, enquanto as rãs não a têm. Ele descobriu que podia regenerar parcialmente os membros de rãs pela mudança de polaridade de um membro amputado.

Becker demonstrou que a corrente de lesão não estava relacionada com o vazamento de íons do tecido lesado, mas, sim, com as propriedades de regeneração do tecido. Ele passou a estudar os efeitos de microcorrentes no tecido humano, com grande sucesso. Becker conseguiu desenvolver um dispositivo que acelerava a cura de fraturas, o qual é usado por ortopedistas. Ele também foi capaz de retardar o crescimento de células cancerosas pela utilização de eletrodos de prata e uma corrente positiva.

O que Becker descobriu foi uma maneira de enviar informações de cura aos tecidos do corpo sob a forma de energia eletromagnética.

Ele declarou:

> Eu postulei um primitivo [...] sistema de informações [...] que [...] usava correntes elétricas contínuas através de semicondutores e que, sozinho ou em conjunto com o sistema de impulsos nervosos, regulava o crescimento, a regeneração e talvez outros processos básicos.[3]

Herbert Fröhlich, um pesquisador da Universidade de Liverpool, também investigou a comunicação entre as células. Ele propôs a existência de um sistema de comunicação celular que usava vibrações e ondas para a sincronização da síntese de proteínas.[4] Fröhlich acreditava que, quando as moléculas celulares vibravam em uníssono, elas criavam um tipo de rede de comunicação.

A busca de um sistema de comunicação celular foi inspirada pela falta de uma explicação completa para a maneira como o DNA e a célula executam tarefas de dimensões tão grandes e tão complicadas. Há milhares de processos em andamento dentro de uma célula a cada momento, e todos ocorrem harmonicamente. O mistério reside naquilo que dirige esses processos, fazendo-os funcionar com muita eficiência. Como numa grande fábrica que produz produtos proteicos, as células precisam receber algum tipo de comunicação, gerada pelo seu "setor administrativo". As instruções devem ser enviadas, percorrendo todos os níveis da organização, com o propósito de orquestrar as complexas linhas de produção, embalagem, distribuição, compra de matérias-primas e assim por diante. Pensava-se, originalmente, que o DNA cumpria toda a parte administrativa necessária a uma célula.

Suponhamos que as informações fluam de uma maneira descendente, dos escalões superiores para os inferiores, isto é, do presidente para o vice-presidente, para o gerente, para o operário. Entretanto, há também muitos circuitos de *feedback* a considerar à medida que a comunicação ocorre na outra direção. É aqui que o gerenciamento do DNA fica abaixo do esperado. O fluxo de informações do DNA ocorre principalmente numa direção

– do DNA para o exterior. Sem *feedback*, o DNA sozinho não consegue lidar com a complexa rede de circuitos de *feedback*. Por essa razão, Becker e Fröhlich procuraram descobrir outra maneira pela qual as células se comunicassem.

Os trabalhos de Tesla, Becker, Fröhlich e outros forneceram o ímpeto para o aparecimento de uma variedade de aparelhos de energia existentes hoje no mercado. Alguns desses dispositivos estão imediatamente disponíveis para qualquer pessoa; outros têm de ser manejados por um profissional qualificado. Todos podem ser considerados como fontes de informação, sob a forma de energia. Vou me concentrar em apenas alguns dos muitos aparelhos disponíveis, dentre eles os de microcorrente, magnetos, corrente interferencial e *laser* de baixa potência.

Microcorrente

Os aparelhos de microcorrente estão intimamente associados com o trabalho de Becker sobre as correntes curativas do corpo. Sua atuação consiste em ajudar a corrente normal do corpo de um modo suave, por meio de uma corrente terapêutica muito pequena. As células corporais contêm membranas que permitem a passagem de íons para dentro e para fora da célula. Esse constitui o potencial transmembrana, descrito anteriormente. A aplicação de pequenas correntes parece dar suporte a esses potenciais. Pesquisas demonstraram que a microcorrente aumenta a energia celular.[5]

A microcorrente parece ser especialmente benéfica na redução da dor. Diversos estudos indicaram que a dor diminui e os tecidos se recuperam mais rapidamente quando as microcorrentes são usadas isoladamente ou em associação com outros tratamentos.

Quiropráticos, fisioterapeutas e alguns médicos empregam microcorrentes em suas clínicas. Existem equipamentos maiores, de mesa, assim como dispositivos portáteis menores, que podem ser levados para casa. Esses aparelhos produzem uma corrente muito pequena, que não é sentida pelo paciente. Os eletrodos são ligados ao corpo, de modo que a corrente passa pela área a ser tratada. Os dispositivos portáteis possibilitam sessões frequentes de terapia, as quais podem ser realizadas pelo próprio paciente. Como indicado na Figura 10.1, as microcorrentes são eficazes no tratamento de várias enfermidades.

Magnetos

Os magnetos (ou ímãs) são uma fonte de informações de cura e de controvérsias há milhares de anos. Sua utilização para fins terapêuticos já se estende por 2.000 anos. As pesquisas com magnetos para fins curativos não são comuns nos Estados Unidos, porém existem centenas de estudos na Rússia e em outros países da Europa. Um estudo recente, publicado no *British Medical Journal*, sugere que os braceletes magnéticos são eficazes na redução da dor causada pela osteoartrite.[6] A maior eficiência dos magnetos parece estar relacionada com a cura de problemas musculoesqueléticos e com a diminuição da dor crônica. Eles são usados no Japão para tratar pacientes com síndrome da fadiga crônica. Alguns tratamentos de acupuntura incluem a aplicação de magnetos sobre os meridianos.

Problemas tratados de modo eficaz com microcorrentes

Artrite
Dor generalizada
Entorses e distensões
Regeneração de ossos
Disfunções da articulação temporomandibular (ATM)
Pontos gatilhos
Problemas circulatórios
Inchaço
Cicatrização de feridas
Problemas musculoesqueléticos

Figura 10.1 Problemas tratados de modo eficaz com microcorrentes.[6]

Uma pesquisa realizada para avaliar a eficácia de ímãs na dor dos joelhos descobriu que 85% dos pacientes estudados tiveram pelo menos 50% de redução da dor.[7] Outro estudo se concentrou na utilização de magnetos para o alívio da cólica menstrual, descobrindo que 90% das mulheres usuárias de uma determinada marca de magneto ainda obtinham redução da dor após um ano. Aproximadamente, 50% dessas mulheres apresentaram melhora de pelo menos 70%.[8]

Há certa discrepância entre as pesquisas no que se refere ao polo do magneto a ser usado para determinadas doenças, e também existem algumas contraindicações ao seu emprego. Os magnetos não devem ser aplicados durante a gravidez, em casos de câncer, em pessoas com marca-passo ou em locais próximos a feridas abertas.[9]

Os magnetos fortes, com mais de 500 gauss, são recomendados para a penetração no tecido humano, com o objetivo de curar. Até agora não foram relatados efeitos colaterais causados pelos ímãs. A Figura 10.2 é ilustrativa de diversos problemas que respondem bem aos magnetos.

Problemas tratados de modo eficaz com magnetos

Dor crônica	Inflamação	Problemas do sistema nervoso
Fraturas	Stress	Asma
Bronquite	Túnel do carpo	Artrite
Depressão	Inchaço	Fibromialgia
Problemas circulatórios	Entorses/Distensões	Síndrome pós-pólio

Figura 10.2 Problemas tratados de modo eficaz com magnetos.

Não se sabe exatamente como os magnetos funcionam. Algumas teorias sugerem que eles ajudam a corrente elétrica normal do corpo e promovem a recuperação das células. Outras pesquisas constataram o aumento do fluxo sanguíneo numa área lesada. Recentemente, um material magnético, chamado "magnetita", foi encontrado no cérebro humano. Já se sabia da existência desse mineral magnético em cérebros de animais, o qual contribui para o seu sentido de orientação. Um dos modos de atuação dos magnetos pode ser a interrupção do processamento de sinais de dor no cérebro.

Em geral, as pessoas usam magnetos presos ao corpo, sobre a região dolorida. Alguns estudos recomendam seu uso intermitente e outros, o uso contínuo. Vários magnetos estão disponíveis no mercado, sendo utilizados por diferentes profissionais da medicina alternativa. Se você estiver pensando em usar magnetos, o melhor conselho que posso lhe dar é contatar um profissional da área da saúde que tenha experiência com esse tipo de material.

Corrente interferencial

A corrente interferencial (CI) está presente desde a década de 1950 e é uma modalidade popular na fisioterapia. Ela é usada por médicos, fisioterapeutas e quiropráticos para estimular a cura de problemas nervosos e musculoesqueléticos, tendo demonstrado uma grande eficácia no tratamento dessas disfunções. A CI foi aprovada pelo FDA (Food and Drug Administration) e, nos Estados Unidos, seu tratamento é reembolsável pela maioria dos planos de saúde. A CI é uma corrente de baixa intensidade, com frequência variável, sendo capaz de penetrar nos tecidos do corpo e promover a cura. A Figura 10.3 ilustra diversos problemas que respondem bem à CI.

Problemas tratados de modo eficaz com a corrente interferencial

Dor crônica	Inchaço	Artrite
Dor miofascial	Neurite	Inflamação
Entorses/distensões	Fraturas	

Figura 10.3 Problemas tratados de modo eficaz com a corrente interferencial.

Essa modalidade terapêutica não deve ser usada durante a gravidez, no tratamento do câncer, em feridas abertas ou em infecções; nem em pacientes com marca-passo ou com trombose em veias profundas. É possível que a CI estimule o próprio organismo a produzir moduladores da dor, como as endorfinas e encefalinas, que ajudam na redução da dor. A CI é segura e praticamente não provoca qualquer efeito colateral.[10] Uma sessão típica com CI consiste na fixação de eletrodos no corpo sobre a região dolorida. A sessão dura cerca de 10 minutos e é indolor. Já usei a CI em mim mesmo, com objetivo de cura, e gostei da sensação calmante produzida pela corrente.

Luz

A luz também é uma forma de radiação eletromagnética. Os seres humanos precisam da luz para provocar as reações químicas que produzem a vitamina D. Por outro lado, há muito tempo sabe-se que a luz promove a cura. Na sua ausência, muitas pessoas sofrem de uma doença conhecida como "desordem afetiva sazonal" (DAS). A DAS causa uma leve depressão durante os meses mais escuros de inverno. Pessoas com essa desordem encontram alívio quando se sentam diante de uma fonte de luz visível.

Outros tipos de luz com propriedades curativas incluem o ultravioleta e o infravermelho. A luz ultravioleta é conhecida há muitos anos por suas propriedades antibacterianas. A luz infravermelha e as micro-ondas têm sido usadas por sua capacidade de elevar a temperatura dos tecidos do corpo, estimulando a circulação e a atividade celular.

Em geral, a luz de frequência mais baixa apresenta um número maior de propriedades terapêuticas do que a luz de alta frequência. A luz de alta frequência, com comprimento de onda pequeno, tende a destruir o tecido orgânico. Um exemplo disso é a radiação gama, produzida por aceleradores lineares no tratamento contra o câncer. Os equipamentos geram um feixe preciso de fótons de alta energia, que são direcionados para uma área específica do tecido tumoral, com o objetivo de destruí-lo.

A maior parte do espectro eletromagnético, especialmente a luz que podemos ver, é composta de muitas frequências. Foi somente em 1960 que uma fonte de luz de frequência única (coerente) foi criada. Naquele ano, Theodore Maiman construiu um aparelho que produzia uma luz vermelha monocromática. O dispositivo recebeu o nome daquilo que ele fazia: Amplificação da Luz por Emissão Estimulada de Radiação, ou LASER (sua sigla em inglês).

O *laser* foi visto inicialmente como uma arma em potencial, com proporções de ficção científica. Na área biomédica, considera-se que os *lasers* de alta potência sejam uma fonte passível de ser focada, tendo por objetivo destruir com precisão tecidos orgânicos, tais como os tumores cancerosos. Assim, as pesquisas se concentraram em *lasers* de alta potência. Porém, o que dizer do poder curativo dos *lasers* de baixa potência? Poderiam eles facilitar a cura?

O Dr. Endre Mester era um médico húngaro que estava particularmente interessado em desenvolver um *laser* para uso na medicina. Ele testou em ratos com tumores um *laser* vermelho especialmente construído para esse fim. Quando expôs as células tumorais ao seu *laser*, descobriu que elas não eram destruídas, como o esperado. Porém as incisões na pele que ele fizera para inserir as células tumorais cicatrizaram mais depressa. Isso levou a uma série de experimentos, com o propósito de tornar mais rápida a cicatrização de incisões cirúrgicas. Seus experimentos foram bem-sucedidos e a cicatrização de incisões foi acelerada. Ocorreu que o *laser* de Mester não era tão potente como ele pensava. Tratava-se de um *laser* de baixa potência, ao contrário dos lasers de alta potência, capazes de destruir tecidos.[11]

O *laser* de Mester foi o primeiro a estimular a regeneração de tecidos vivos. Diversos experimentos realizados desde então têm mostrado que os *lasers* de baixa potência, de diferentes comprimentos de ondas, podem promover a cura de uma variedade de tecidos, incluindo cartilagens, ossos, músculos, nervos, ligamentos e, obviamente, pele. O comprimento de onda que estimula a cura se encontra entre 600 e 1000 nanômetros. Os benefícios terapêuticos incluem a diminuição de inflamações, estimulação de novo crescimento celular e de novos vasos sanguíneos, e a aceleração do processo de restauração celular. Foi demonstrado que os *lasers* de baixa potência promovem até mesmo o crescimento celular na cura de úlceras resistentes.[12]

Talvez os *lasers* atuem nos tecidos vivos por causa da presença de certas moléculas existentes nas células que absorvem a luz. Exemplos dessas moléculas são as porfirinas, os citocromos c, os cromóforos e as flavinas. Essas moléculas estão localizadas na membrana celular e numa organela que produz energia, chamada "mitocôndria". Aparentemente, essas moléculas são capazes de armazenar a energia fornecida pela luz do *laser* e aumentar a produção de trifosfato de adenosina (adenosina trifosfato ou ATP), uma substância química que funciona como uma importante fonte de energia para as células. O ATP é usado em muitos processos celulares, inclusive na síntese do DNA, do RNA e das proteínas. Estimular a produção de ATP celular é como dar à célula mais combustível para que ela execute seu trabalho. Como resultado, a célula estimula sua função e aumenta sua produtividade.

O *laser* de baixa potência também afeta o sistema nervoso, especificamente os nervos portadores de impulsos de dor. Pacientes submetidos a um tratamento com *lasers* de baixa potência relatam menos dor. Um mecanismo que pode responder pela redução da dor é o de a luz causar, de alguma maneira, uma diminuição na secreção de um hormônio chamado "prostaglandina". As prostaglandinas acentuam a dor. Outro mecanismo é a regeneração de células nervosas. Elas se regeneram mais rapidamente após um tratamento com *laser*. A Figura 10.4 ilustra alguns problemas que reagem bem à terapia com *laser*.

Problemas tratados de modo eficaz com laserterapia de baixa potência

Síndrome do túnel do carpo	Dor nas articulações	Fascite plantar
Disfunção da ATM (articulação temporomandibular)	Entorses/distensões	Tendinite
Pontos gatilhos	Fibromialgia	Enxaqueca
Neuralgia	Inchaço	Dor miofascial
Dor pós-operatória	Bursite	Cicatrização de lesões

Figura 10.4 Problemas tratados de modo eficaz com *laserterapia* de baixa potência.

Os *lasers* de baixa potência são usados como fonte de informações, sendo parte integrante de um programa geral de cura. Não há praticamente efeitos colaterais relatados até o presente. Quiropráticos, fisioterapeutas e médicos utilizam a *laserterapia* para o tratamento de dores musculares. Uma sessão desse tipo consiste em se fixar um aparelho, que contém vários diodos *laser*, à área dolorida. O tratamento é indolor e leva de alguns minutos a meia hora.

Energia mecânica

Além desse conjunto de dispositivos geradores de energia, não podemos esquecer a energia mecânica, administrada por um terapeuta experimente. A energia mecânica é outra manifestação da força eletromagnética. Exemplos incluem trabalhos corporais, quiropraxia e musicoterapia.

No trabalho corporal, as informações são transmitidas ao corpo sob a forma de toques. Há uma grande quantidade de informações na administração da força por profissionais experientes nesse trabalho. Esses terapeutas devem prestar atenção a coisas como a localização no corpo, a profundidade da terapia e sua duração. O corpo recebe essas forças com a finalidade de corrigir os desequilíbrios teciduais e melhorar a circulação.

Existem muitos tipos de trabalho corporal; na realidade, um número excessivamente grande para ser abordado neste livro. Alguns exemplos são: massagem, abordagem Trager, terapia craniossacral, terapia de pontos gatilhos e técnicas de energia muscular.

A música também é portadora de informações, sob a forma de força eletromagnética. O som consiste em diferenças na pressão do ar, o que produz as ondas. As ondas de pressão resultam da colisão entre as moléculas de ar. Quando colidem entre si, essas moléculas trocam forças. A música é rica em informações transportadas pela força eletromagnética.

Descobriu-se que a musicoterapia é benéfica para a redução do stress, da dor e da pressão sanguínea. Ela também promove uma sensação geral de bem-estar. A musicoterapia mostrou ser capaz de tratar com sucesso pessoas com problemas de desenvolvimento, como uma maneira de melhorar as funções. Não existe um tipo único de música que seja benéfico para todos os pacientes. Por exemplo, a música clássica pode acalmar uma pessoa, mas irritar outra. Para saber mais sobre a musicoterapia, entre em contato com um terapeuta qualificado. Ou consulte alguma associação local de musicoterapia.

A quiropraxia está disponível nos Estados Unidos há mais de cem anos. O tratamento básico, realizado por quiropráticos, é a manipulação da coluna vertebral. Historicamente, a manipulação da coluna vertebral é muito mais antiga que a quiropraxia, havendo evidências de seu início há cerca de 2.000 anos. Esse tratamento também está descrito em documentos deixados por Hipócrates (460-357 a.C.).[13]

A introdução da prática da quiropraxia nos Estados Unidos é atribuída aos esforços de Daniel David Palmer, conhecido como D. D. Palmer. Ele desenvolveu um método de cura que incorporava a terapia magnética. Sua abordagem integrava a mente, o corpo e o espírito, no que ele denominou abordagem "triuna". Palmer estabeleceu uma clínica em Davenport, Iowa, a qual obteve grande sucesso; pacientes satisfeitos com o tratamento lhe encaminhavam outras pessoas, aumentando cada vez mais o movimento da clínica. Palmer, contudo, nunca se mostrou satisfeito com o seu sucesso e continuou a buscar novos métodos de cura.

Certo dia, em setembro de 1895, ele começou a conversar com Harvey Lillard, zelador de seu prédio. Lillard era surdo e se comunicava por meio da linguagem de sinais. Ele contou a Palmer que 17 anos antes ficara surdo ao se curvar; na ocasião, sentira um "estalo" nas costas. Palmer o examinou e descobriu um nódulo nas costas dele, deduzindo que, se conseguisse reduzi-lo, talvez ajudasse na melhora de Lillard.

Palmer aplicou uma forte pressão na espinha de Lillard; depois de várias sessões de tratamento, o paciente já conseguia ouvir o tique-taque de um relógio. A partir daí, Palmer começou a examinar a coluna de todos os seus pacientes, tentando reduzir o que ele considerava como um mau alinhamento. Seu método foi muito bem-sucedido, e assim nascia a profissão de quiroprático. A seguir, ele fundou em Davenport uma escola que leva seu nome. Hoje, os quiropráticos são classificados como terapeutas que proporcionam cuidados primários de saúde, e representam o maior grupo organizado de profissionais da medicina alternativa.

O tratamento central realizado pelos quiropráticos consiste em ajustes. A aplicação de uma força mecânica em uma articulação, mais comumente uma articulação da coluna vertebral, executa o ajuste. O princípio básico é que as articulações podem travar-se ou sofrer uma fixação, assim como um deslocamento, numa condição chamada de "subluxação". O ajuste ajuda a corrigir esses problemas. Os quiropráticos também utilizam várias das modalidades descritas anteriormente, como a microcorrente, a corrente interferencial e o *laser*.

Os quiropráticos creem que há uma relação íntima entre as articulações da coluna e o sistema nervoso. A correção de uma articulação problemática ajuda o sistema nervoso a funcionar melhor.

Em termos de informação, podemos descrever o funcionamento impróprio de uma articulação como se ela estivesse apresentando um grau maior de desorganização, ou entropia, do que uma articulação em bom estado. O ajuste fornece informações sob a forma de força mecânica, com o objetivo de reduzir a entropia e restaurar o funcionamento normal. Essa redução da entropia se reflete no corpo, que se sente melhor.

Devemos prestar atenção ao conceito de ressonância quando usamos a energia. É necessário enviarmos exatamente a quantidade correta de informações de cura para o corpo. O excesso causa danos, enquanto uma quantidade muito pequena não é suficiente para promover a cura.

Quando comecei a me tratar com um quiroprático há muitos anos, tive a sorte de escolher um profissional bastante habilidoso. Sempre me sentia melhor depois do tratamento e esperava com entusiasmo a consulta seguinte. Certo dia, durante uma sessão, ele me informou que estava saindo de férias e não atenderia os pacientes por uma semana. Como era importante que eu continuasse o tratamento, ele havia combinado com outro quiroprático para me atender naquele período. Fui à consulta, aguardando com interesse o ajuste, para, mais uma vez, me sentir melhor. O quiroprático substituto tinha uma personalidade agradável e se sentia confiante quanto à realização do tratamento. Ele fez exatamente os mesmos ajustes que o meu terapeuta. Eu me lembro de como ele movimentava o meu corpo da mesma maneira e pressionava as mesmas regiões da minha coluna. A única diferença foi que usou uma quantidade significativamente maior de força.

Em me sentia bem quando saí do consultório, mas não tanto quanto normalmente me sentia após as outras seções. Quando acordei no dia seguinte, parecia que tinha sido atropelado por um caminhão! Meu corpo todo doía. Aquilo durou quase dois dias. Eu passei a esperar ansiosamente a volta do meu quiroprático habitual.

A questão é que ambos realizaram exatamente o mesmo tratamento, com resultados muito diferentes. Talvez o meu corpo tenha sido bombardeado com excesso de informações pelo quiroprático substituto. A força mecânica, assim como todas as modalidades de tratamento, é uma fonte de informações. Precisamos prestar atenção para que ocorra a ressonância. Os terapeutas habilidosos sabem disso.

A informação sob a forma de energia pode ser usada em praticamente qualquer programa de cura. A energia, assim como as informações moleculares, atua por meio da causalidade ascendente e pode ser um acréscimo valioso ao processo de cura como um todo. Preste particular atenção à ressonância quando estiver utilizando dispositivos geradores de energia ou se tratando com terapeutas. Em muitos casos, as doses mais baixas funcionam melhor do que as mais altas, quando se trata de aparelhos. Quanto aos terapeutas, a experiência é a chave da ressonância.

CAPÍTULO 11

A UTILIZAÇÃO DAS CHAVES

Até aqui, já percorremos uma boa parte do caminho. Aprendemos como o corpo usa as informações para se manter e como podemos acessar diferentes fontes de informações de cura pela utilização dos canais. Nós aprendemos sobre a ressonância e como usar o *feedback* para ajustar o fluxo de informações. Agora é o momento de reunir todos esses princípios num único programa; um programa que você possa usar para se curar.

O presente capítulo é dedicado à apresentação de todas as informações constantes deste livro, na forma de um poderoso sistema de cura que você pode aplicar facilmente. Iniciaremos pela revisão das chaves descritas no Capítulo 3. A seguir, veremos o fluxograma de cura informacional, que organiza todas as chaves. Assim, você poderá avançar passo a passo, registrando seu progresso e ajustando seu programa ao longo do processo.

Revisão das chaves

Para resumir, as sete chaves da cura informacional são:

Chave 1: Primeiramente, utilize a intenção de se curar.
Chave 2: As informações de cura fluem de uma fonte para um receptor, através de um canal.
Chave 3: Use os quatro canais de cura informacional.
Chave 4: A fonte de informações e o receptor devem estar em ressonância mútua.

Chave 5: Sua consciência busca automaticamente as informações de cura.
Chave 6: Uma hierarquia de fontes de informação.
Chave 7: Sintonize o fluxo de informações, utilizando o *feedback*.

Um fluxograma é apresentado na Figura 11.1; nele, as chaves são organizadas dentro de um sistema, que você poderá usar para elaborar o seu próprio programa de cura. Comece com a Chave 1, escrevendo sua intenção de cura, com base nas descrições do Capítulo 6. Use o exercício da Figura 6.1. É extremamente importante declarar sua intenção de se curar, pois isso define seu propósito e proporciona motivação e orientação para a cura.

Depois, você deve fazer uma autoavaliação. Ela lhe fornecerá um *feedback* muito necessário, já que os sistemas informacionais mudam de acordo com o *feedback*. O melhor modo é você descrever seu problema em termos de como se sente emocional e fisicamente, revelando também o que você pensa sobre o seu problema. Para se autoavaliar emocionalmente, você precisa escrever a respeito de seus sentimentos quanto ao seu problema. Talvez isso exija momentos de autorreflexão. Por exemplo, quando eu estava passando pelo meu problema de saúde, tinha sentimentos de negação, raiva e tristeza. Esses sentimentos foram regredindo à medida que eu prosseguia no processo de cura, até terem diminuído tanto quanto os sintomas físicos.

Para avaliar seu estado de espírito, você precisa escrever sobre os seus pensamentos quanto ao problema. É importante identificar se você é motivado interior ou exteriormente (ver Capítulos 7 e 8), assim como quaisquer pensamentos negativos a respeito da doença. Por exemplo, digamos que, ao completar o exercício, você descobre que, num nível profundo, acalenta a ideia de que merece viver com uma saúde precária. Você precisará incluir esses pensamentos em seu processo de cura e examiná-los para poder se recuperar totalmente (ver Capítulo 8). Para isso, use a folha de autoavaliação da Figura 11.2.

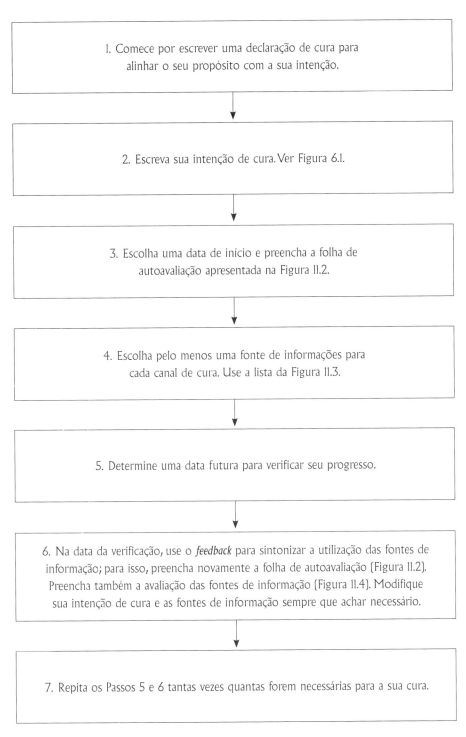

Figura 11.1 Fluxograma da cura informacional.

Autoavaliação

Avalie sua condição, escrevendo sobre como você se sente em relação ao que se segue:

Emocional
Como você se sente sobre a sua doença num nível emocional?
_____
_____
_____
_____

Mente
O que você pensa sobre a sua doença?
_____
_____
_____
_____

Físico
Como você se sente fisicamente? Aborde especificamente a dor e o desconforto, descrevendo a região do corpo que apresenta dor, a qualidade da dor (aguda, imprecisa, quente, contínua) e sua intensidade numa escala de 1 a 10, em que o número 1 representa a ausência de dor e o 10, a dor debilitante. Coloque um "x" na linha entre 1 e 10 para indicar o nível de dor.
_____
_____
_____
_____

Região da Dor: _____ Grau 1 _____ 10
Região da Dor: _____ Grau 1 _____ 10
Região da Dor: _____ Grau 1 _____ 10

Figura II.2 Autoavaliação.

Avaliar-se no nível físico será provavelmente o passo mais fácil. Nesse nível, você vai escrever como se sente fisicamente. Tratará de sua dor e desconforto. Há um espaço para compor uma declaração geral a respeito da dor, seguido de outro que aborda locais doloridos específicos em seu corpo.

Nessas linhas, você pode escrever sobre a qualidade da dor: contínua, quente, aguda, imprecisa ou, até mesmo, uma dormência, assim como sua intensidade, utilizando a escala de dor. Há espaço para três regiões em que a dor se manifesta, mas sinta-se livre para usar uma folha extra de papel para detalhar esse aspecto de sua avaliação. Você pode graduar a dor numa escala de 1 a 10, colocando um "x" na linha entre os números. O número 1 representa a ausência de dor e o 10, uma dor de extrema intensidade.

Quando tiver terminado a autoavaliação, você pode selecionar fontes de informação correspondentes a cada um dos canais de informação. Será melhor selecionar pelo menos uma fonte para cada canal. Use uma quantidade maior se preferir, porém seja cuidadoso para não sobrecarregar seu organismo. Uma lista é fornecida a seguir, na Figura 11.3. Reconheço que nem todas as modalidades constam dessa lista e peço desculpas se deixei de incluir uma modalidade adotada por você. Existem centenas de métodos de tratamento que podem ser usados como fontes de informação, sendo difícil incluir todos eles, pois cada um requer uma boa compreensão da maneira como atua. Por isso, a lista serve apenas como uma orientação para a sua escolha pessoal dos métodos. Talvez você deseje conversar com terapeutas sobre uma determinada modalidade, com o objetivo de obter informações mais pormenorizadas sobre seus efeitos. Você pode usar por conta própria alguns métodos de tratamentos, enquanto outros serão aplicados em conjunto com um terapeuta.

Você verá que algumas modalidades aparecem em mais de uma categoria. Isso ocorre porque elas fornecem informações por meio de mais de um canal. Por exemplo, a medicina ayurvédica aparece na fonte de informação não local e na molecular. Essa medicina atua no nível não local, com sua categorização de personalidade, assim como no nível molecular, por meio dos remédios fitoterápicos.

Lista de fontes de informação

A lista seguinte serve para você classificar as fontes de informação que estiver usando.

Não local
  Intenção
  Oração
  Meditação
  Homeopatia
  Acupuntura
  Chi gong
  Yoga
  Quiropraxia (análise da coluna vertebral)
  Bioenergética
  Respiração dos chakras
  Cura pelos cristais
  Terapia dos meridianos
  Naturopatia
  Integração psiconeurológica
  Cura xamânica
  Cura sufi
  Cura vibracional
  Reflexologia
  Análise da aura
  Medicina ayurvédica
  Acupressura
  Cura angélica
  Remédios Florais de Bach
  Técnica de sincronização bioenergética
  Psicologia biodinâmica
  Mapeamento do corpo
  Medicina chinesa
  Análise de eneagrama
  Macrobiótica
  Cura prânica
  Reiki
  Psicologia espiritual
  Toque terapêutico

Mente-Corpo
  Imaginação ativa
  Hipnose
  Pensamento positivo
  Centralização do corpo-mente
  Visualização criativa
  Terapia integrativa
  Imaginação receptiva
  Método Silva de Controle Mental

Molecular
  Nutrientes
  Ervas
  Medicamentos
  Óleos essenciais
  Medicina ayurvédica
  Aromaterapia
  Dietas
  Naturopatia
  Terapia ortomolecular

Lista de fontes de informação (continuação)

Energia
- *Laser* frio
- Magnetos
- Ultrassom
- Estimulação elétrica dos músculos
- Microcorrente
- Cirurgia
- Quiropraxia
- Fisioterapia
- Massoterapia
- Rolfing
- Técnica de Alexander
- Trager
- Craniossacral
- Cromoterapia
- Música
- Calor
- Gelo
- Radiônica

Nota: Algumas modalidades estão listadas em mais de uma categoria, pois usam mais de uma fonte de informação.

Figura 11.3 Lista de fontes de informação.

A seguir, você deve escolher uma data para avaliar novamente o seu progresso. Ela dependerá da gravidade de seu problema. Em minha clínica, geralmente verifico a situação dos pacientes em todas as consultas e os avalio formalmente todos os meses. Você precisará dar algum tempo ao seu programa de cura para que ele funcione, mas eu não recomendo esperar mais de um mês para realizar a avaliação. Quando chegar a data escolhida, você deve rever o que escreveu sobre o que sentia ao iniciar o tratamento, e então fazer outra autoavaliação. Avalie também cada uma das fontes de informação para determinar o que acha de sua utilidade. Para esse fim, há uma folha de exercício na Figura 11.4. Um procedimento simples é dar pontos a cada modalidade, numa escala de 1 a 5; o número 1 representa o nível mais baixo de eficácia e o 5, o mais alto. Isso o ajudará a acrescentar, suprimir ou modificar modalidades em seu programa. Por exemplo, você pode estudar com seu médico uma maneira de diminuir a quantidade dos remédios que está tomando ou talvez decidir reescrever sua intenção de cura.

Avaliação das fontes de informação

Relacione as fontes de informação que você usará para cada canal. Guie-se pela lista nas páginas 164-165. A escala de eficácia lhe permite graduar cada uma das fontes quando você tiver terminado a avaliação.

Não local
1: _____
                      1 2 3 4 5
2: _____
                      1 2 3 4 5
3: _____
                      1 2 3 4 5

Mente-Corpo
1: _____
                      1 2 3 4 5
2: _____
                      1 2 3 4 5
3: _____
                      1 2 3 4 5

Molecular
1: _____
                      1 2 3 4 5
2: _____
                      1 2 3 4 5
3: _____
                      1 2 3 4 5

Energia
1: _____
                      1 2 3 4 5
2: _____
                      1 2 3 4 5
3: _____
                      1 2 3 4 5

Figura II.4 Avaliação das fontes de informação.

Depois você estabelecerá outra data para reavaliar e repetir o processo inteiro, tantas vezes quantas forem necessárias. Lembre-se de que esse é um processo, por isso exige tempo para ser concluído. É importante exercitar a paciência. A cura não é linear; exacerbações ou pioras são normais e, até mesmo, esperadas. Você precisa manter-se no curso e lhe dar mais tempo. Durante o processo, você vai acrescentando informações de cura pelo fato de usar todos os canais à medida que o programa se desenvolve, além de empregar o *feedback* para alterá-lo de uma maneira positiva.

A minha cura

Quando refleti sobre a cura do meu problema cardíaco, descrita no Capítulo 1, percebi que a minha recuperação incorporou todos os conceitos da cura informacional. Eu não sabia disso naquela época, portanto houve muitas tentativas e erros ao longo do processo.

Uma das coisas importantes que descobri foi que a minha cura precisou ocorrer em diversos níveis. Antes da doença, eu me encontrava no caminho da destruição. Não estava em contato comigo mesmo, mas vivia num plano superficial de existência. O meu propósito era incorreto e eu me prendia à negação dos meus limites, de minha saúde e daquilo que realmente precisava. Trabalhava durante muitas horas e em excesso, e colocava a saúde no final da minha lista de prioridades. Minha meta era ser bem-sucedido a qualquer custo. A crise foi um alerta que me despertou para a mudança.

Minha cura começou no nível molecular, com os medicamentos para suprimir os sintomas. Esses remédios, entretanto, não me ajudaram a me curar nesse plano, mas me permitiram funcionar suficientemente bem para me dedicar aos outros aspectos da cura. O tratamento prosseguiu com a inclusão de diferentes substâncias nutricionais, por um período de vários anos. Comecei com um multivitamínico que não se apresentava na forma normal de comprimidos; era um pó, que eu misturava com sucos para uma melhor assimilação. Suplementei as vitaminas com uma variedade de nutrientes que melhoravam a função cardíaca, tais como coenzima Q10, betacaroteno, selênio, vitaminas E e C, além de ácidos graxos ômega 3. Também dei atenção à minha alimentação. Eliminei a cafeína e minhas refeições se tornaram mais balanceadas, constando de menos alimentos industrializados e mais vegetais.

Usei técnicas da mente-corpo, as mesmas apresentadas neste livro. Elas me pareceram estranhas no início e precisei de muito tempo para dominá-las. Usei fitas magnéticas, música e até mesmo gravei a minha voz enquanto lia exercícios de imaginação ativa. Não tive uma melhora instantânea nem alívio do problema, porém comecei a desenvolver de modo gradativo uma convicção profunda de que iria me curar.

Os exercícios da mente-corpo também trouxeram à superfície certos processos doentios de pensamento que estavam profundamente arraigados em meu subconsciente. À medida que esses pensamentos afloravam, eu era forçado a lidar com eles para continuar a manter o meu propósito de cura. A negação desses pensamentos só iria contradizer o meu objetivo. Como resultado, experimentei um crescimento pessoal, paralelamente à cura. Para me recuperar, eu precisava ter uma mente saudável.

Aprendi, pela primeira vez, sobre a importância da intenção de cura durante o curso de quiropraxia. Naquela época, eu tinha poucos sintomas, mas o problema voltava ocasionalmente e eu ainda estava tomando os remédios. Decidi usar regularmente a intenção de cura, acompanhada da meditação. Coloquei no papel as minhas intenções e refletia sobre elas com frequência. Minha consciência pôde então aceitar as informações de cura não locais. O processo completo de cura não ocorreu da noite para o dia. Passaram-se quase dez anos entre o diagnóstico inicial e o momento em que senti estar curado. Meu cardiologista realizou uma série de exames em meu coração e disse que não havia mais evidências do meu problema inicial, confirmando assim a cura.

Desde que iniciei essa jornada de recuperação, tenho visto milhares de pessoas se curando em vários níveis. As mais bem-sucedidas utilizaram técnicas muito semelhantes às apresentadas neste livro. Acredito que aquelas que não tiveram tanto sucesso poderiam ter tido melhores resultados se adotassem esse sistema de cura.

Se seguir o sistema, você também irá se curar. Quando usar as chaves da cura, as informações fluirão para você, como o fizeram para os meus pacientes e para mim. Você deve ter paciência e persistir em seus esforços – pois a cura, em muitos casos, não ocorre imediatamente. O somatório de pequenos passos pode, com o tempo, trazer grandes resultados. Pessoalmente, eu gostaria de lhe desejar sucesso em sua jornada de cura.

CAPÍTULO 12

RELATOS DE CURA

O que se segue é uma seleção de histórias reais de cura, relatadas por pessoas que conheci durante minhas pesquisas para este livro. Algumas dessas pessoas são minhas amigas; outras, colegas de trabalho e pacientes. Representam uma amostra dos milhares de indivíduos que tratei e conheci. Sempre que trabalho com alguém, aprendo algo mais sobre a cura, portanto agradeço a cada uma dessas pessoas pelo que me ofereceram. Todas essas histórias têm em comum o uso de informações para a cura. Cada uma delas constitui uma peça do sistema de cura informacional. As pessoas que as relataram conseguiram de alguma maneira acessar uma ou mais fontes de informações de cura, com a finalidade de reduzir a entropia no próprio corpo. O fato notável é que fizeram isso sem recorrer à medicina convencional.

Tracy e o canal não local

Tracy é uma mulher vibrante e ativa; trabalha em tempo integral e tem um filho de 8 anos, que também a mantém ocupada. Sua vida mudou quando ela começou a sentir uma dor quase insuportável, decorrente de uma hérnia de disco. Muitas das atividades diárias que consideramos normais produziam em Tracy uma intensa dor. Ela procurou ajuda para o seu problema num grande centro médico, especializado em coluna vertebral e considerado o melhor da região. A clínica adotava uma abordagem abrangente dos problemas de coluna e reunia em seu quadro de profissionais vários médicos especialistas, fisioterapeutas e até um quiroprático.

Na primeira consulta, ela estava sentindo tanta dor, que nem conseguiu se deitar na mesa de exames. Depois da avaliação e de uma ressonância magnética, o médico lhe deu a desagradável notícia de que ela precisava de uma cirurgia, e completou: "Você vai ficar engessada durante três meses!" E, mesmo assim, não havia garantia de recuperação.

Preocupada com o prognóstico, Tracy queria algum tempo para pensar sobre a opção cirúrgica e o subsequente período de imobilização. Ela não queria tomar uma decisão tão importante de modo precipitado, mas compreendia que não tinha muita escolha. Alguns dias depois da perturbadora notícia, uma colega de trabalho chamou-a de lado e lhe perguntou: "Você gostaria de se curar?". Tracy ficou surpresa, pois não achava que aquilo fosse possível. A colega lhe contou sobre o pastor de uma igreja local que tinha um poder de cura. Cética, mas disposta a tentar qualquer coisa, Tracy decidiu ir conhecer aquele agente de cura. Na ocasião, ela ainda sentia dores e sua amiga teve de dirigir o carro.

A igreja estava localizada numa parte mais antiga da cidade (ironicamente, um hospital grande e moderno podia ser visto logo abaixo, na mesma rua). O edifício, que fora provavelmente construído na década de 1940, lembrava uma escola católica antiga, com uma igreja em seu interior. Uma placa provisória no gramado anunciava os horários dos cultos religiosos. A entrada do prédio era ladeada por um par de portas de madeira, de enormes dimensões, sob uma grande cruz de concreto.

Tracy descreveu seu primeiro encontro com o pastor da seguinte maneira:

> Só de olhar para ele percebi que era caloroso e muito honesto; ele simplesmente começou a falar sobre a cura por meio da Bíblia, fazendo citações; ele realmente conhecia o livro. Havia muitas pessoas sentadas lá e eu me lembro de não ter sido nem mesmo capaz de me sentar numa das cadeiras disponíveis, por causa da dor. Fiquei em pé o tempo todo; quando tudo terminou, depois de cerca de uma hora de sermão [...] ele perguntou se havia no local alguém que precisava de cura. Imediatamente, fui para a frente e ele colocou as mãos sobre mim; as outras pessoas começaram a falar de modo ininteligível, em êxtase religioso, e também colocaram as mãos em mim. O pastor disse: "Quando eu retirar as minhas mãos, você não sentirá mais qualquer dor". Eu queria acreditar naquilo e percebi que alguma coisa estava acontecendo, com todos falando daquela maneira; algo que eu nunca havia

experimentado antes. Senti alguma coisa, mas não acreditei totalmente no que estava sentindo. Então, eles pararam de orar e me pediram para fazer algum movimento que eu não estava mais conseguindo fazer. Assim, inclinei o corpo para a frente e para trás. Pensei: que bom, a dor passou! Após o culto religioso, eu já conseguia me sentar numa cadeira de madeira sem sentir dor.

Tracy teve um alívio imediato da dor. O pastor lhe disse que talvez ela precisasse de mais sessões de cura se a dor voltasse; nesse caso, bastaria telefonar. Alguns dias depois, ela sentiu dor novamente durante o trabalho. Telefonou imediatamente para o pastor, que lhe pediu para procurar um lugar mais reservado, onde pudesse orar com ele. Tracy levou o telefone para uma sala de conferências vazia e continuou a conversar com o pastor. Ele a orientou para colocar a mão sobre a perna em que estava sentindo dor, depois oraram juntos. Outra vez, a dor desapareceu.

Algum tempo mais tarde, a dor voltou e Tracy entrou novamente em contato com o pastor; dessa vez através do site dele na internet. O pastor incentivava quem precisava de cura a entrar no site e escrever seu nome numa lista. Durante as cerimônias religiosas das quintas-feiras à noite, ele apresentava a lista das pessoas que precisavam de cura para que a congregação orasse por elas. A dor de Tracy começara na terça-feira e continuara até quinta. Na sexta-feira, a dor tinha desaparecido. Quando foi à igreja na sexta-feira, para a cerimônia a que costumava assistir, Tracy estava ansiosa para contar ao pastor que a dor passara. Assim que ela entrou, o pastor apontou na sua direção e disse: "Sei que *você* está se sentindo melhor porque oramos por você na noite passada".

A partir desse momento, Tracy começou a acreditar firmemente. O pastor a alertou para que continuasse a orar e ler a Bíblia, senão sua doença podia voltar e a cura seria perdida. Ela acreditava tanto na cura que levou seu filho Alex à igreja. Ele sofria de asma havia muito tempo e precisava tomar diversos remédios. Todas as vezes que ficava resfriado ou pegava uma virose, uma crise severa de asma o atacava. O pastor afirmou que era necessário ela ter fé de que o filho seria curado – tanta fé, que teria de suspender todos os medicamentos! Tracy ficou assustada com essa perspectiva, pois tinha presenciado a gravidade das crises. Ela já havia tentado tirar os medicamentos algumas vezes, mas depois tivera medo e desistira, levando o filho novamente ao médico, que naturalmente voltara a prescrever as drogas.

O pastor repetiu que ela devia ter fé e suspender todos os medicamentos. Tracy relembra:

> Fiz o que o pastor me recomendou e agora acredito quando as pessoas dizem que Deus fala ao nosso coração. Eu simplesmente acreditei nisso quando Alex tossiu [...] e ouvi Deus dizer para o meu coração: "Ele está curado". Ele tossiu mais uma vez e eu ouvi novamente: "Ele está curado". E então acreditei. Sou o tipo de pessoa para quem Deus teria de colocar uma cartinha na caixa do correio. Eu precisava de provas. Mas a partir do momento em que Deus falou comigo, eu soube. Assim, quando Alex se sentia mal, eu o levava à clínica de doenças respiratórias para fazer exames. Isso aconteceu duas vezes e, em ambas, o médico afirmou que era apenas uma virose. Antes de sua cura, uma crise grave de asma sempre acontecia em decorrência de um resfriado ou gripe. Hoje, Alex acredita que está curado e diz: "Mamãe, eu não tenho mais asma".

O caso de Tracy é um ótimo exemplo do poder do misterioso canal não local. Esse canal envia informações de cura para qualquer pessoa, num momento qualquer e em qualquer lugar. Ele não depende do tempo, uma vez que as informações são transferidas instantaneamente. O canal não local começou a se abrir na hora em que Tracy decidiu ir à igreja. Sua intenção de se curar estava presente, apesar de seu ceticismo. Sua intenção se tornou mais forte quando conheceu o pastor. Ela teve uma profunda convicção de que ele poderia ajudar.

O pastor levantou uma importante questão sobre a cura. Ele afirmou que a pessoa devia continuar a acreditar, senão a cura seria perdida. Seu método de apoio à cura era o estudo da Bíblia e a oração. Se a pessoa ficasse perdida em sua crença, se arriscaria a perder sua cura. Esse processo de dar suporte à cura por meio da crença constitui um suprimento contínuo de informações. Se o corpo estiver indo na direção de uma maior desorganização e se as informações forem necessárias para impedi-lo de fazer isso, por que então não fornecer informações por meio da intenção e da crença?

Nos casos de Tracy e de Alex, o fluxo de informações foi tão forte que bastou para apoiar a cura. Eles não precisaram de nenhum medicamento, fisioterapia ou cirurgia.

Lisa e o canal da mente-corpo

Lisa levava uma vida saudável. Como terapeuta ligada à medicina alternativa, ela conhecia os benefícios obtidos com o hábito de se exercitar, alimentar-se bem e manter o stress sob controle. Ex-bailarina profissional, Lisa continuou em contato com a dança, ensinando balé, e também gostava de dança de salão. Além das dores usuais, que resultavam de um estilo de vida ativo, Lisa não tinha motivos para consultar um médico. Essa situação perdurou até que ela começou a notar alguns problemas ginecológicos, os quais, ela achou, mereciam a opinião de um médico. Lisa decidiu ir ao seu ginecologista para um *checkup*.

O médico realizou o exame pélvico de rotina e uma mamografia. Lisa estava preocupada com os problemas pélvicos. Ela ainda não sabia que logo eles se tornariam a menor de suas preocupações. A mamografia revelou a presença de um tumor. Uma biópsia subsequente confirmou o diagnóstico sombrio de câncer.

Lisa precisava de alguns dias para processar o impacto da notícia de estar com câncer. Ela decidiu obter uma segunda opinião. O segundo médico concordou que ela tinha câncer de mama. Como muitas vítimas dessa doença, Lisa teve dificuldade em aceitar o diagnóstico. Quando lhe perguntei como tinha se sentido ao saber de seu estado, ela respondeu que ficara entorpecida.

Seu médico lhe recomendou que consultasse um cirurgião para agendar a cirurgia de mama, seguida de radioterapia. Diante dessa perspectiva, Lisa decidiu fazer algo que muitos de nós acharíamos difícil, senão impossível. Ela resolveu trilhar um caminho que poucos haviam trilhado. Lisa decidiu usar exclusivamente a medicina alternativa para tentar se curar da doença.

Sua decisão de tomar um rumo alternativo foi inspirada por seu trabalho com a cura holística e por suas experiências negativas com a abordagem da medicina convencional. Ainda que sua irmã fosse enfermeira e seu cunhado, médico, ela não tinha confiança suficiente na medicina para aceitar as recomendações do profissional que a atendera. Alguns membros de sua família se opuseram veementemente ao fato de Lisa rejeitar o tratamento médico. Eles acreditavam firmemente no sistema médico e tentaram persuadir Lisa, e até mesmo controlá-la. Ironicamente, o cunhado assumiu uma posição de neutralidade. Lisa foi deixada sozinha para percorrer seu caminho, com ajuda somente de seus terapeutas alternativos.

Ela começou com a leitura de vários livros que tratavam do emprego da medicina alternativa na cura do câncer. Também procurou ajuda de um naturopata, um homeopata, um mestre em reiki, um hipnoterapeuta e um grupo de orações. Seu tratamento incluía ervas, nutrientes, remédios homeopáticos, trabalho corporal e cura por meio de energia. Lisa se submeteu a um doloroso método de tratamento que usa uma pomada escarótica. A pomada escava profundamente a pele e destrói o tumor, deixando aberta uma ferida que vai cicatrizando com o tempo. O processo geralmente leva de algumas semanas até meses.

Quando lhe perguntei sobre o tratamento, ela me explicou que as coisas mais importantes eram as sessões diárias de imaginação ativa e o apoio incondicional que recebia dos terapeutas alternativos e do grupo de orações. Ela se dedicava com frequência às sessões de imaginação ativa. Usava gravações para ajudá-la a visualizar o câncer sendo eliminado de seu corpo e a se ver curada. Ela incluía muitas imagens e afirmações positivas nessas sessões. Lisa sentia que elas não somente ajudavam seu corpo a combater a doença, mas também a mantinham num estado mental positivo.

O grupo de orações também lhe dava apoio emocional e espiritual. Lisa participava de sessões semanais, durante as quais ela e outras pessoas partilhavam suas experiências difíceis. Essas sessões não apenas eram úteis no sentido de proporcionar apoio, mas a ajudaram a chegar às raízes emocionais da doença. Permitiam que certos pensamentos e sentimentos aflorassem, de modo a ser analisados e resolvidos.

Cerca de nove meses após o início do regime intensivo de tratamentos alternativos, o homeopata e o naturopata de Lisa concordaram, sem que um conhecesse a opinião do outro, que ela estava curada. Apesar de sua resistência quanto ao tratamento médico convencional, Lisa cedeu à pressão de sua mãe para que fizesse uma lumpectomia e uma segunda biópsia. Ela insistiu para que seu médico a realizasse. Este, que praticava a medicina complementar, mal pôde acreditar nos resultados da biópsia, feita no mesmo laboratório da primeira. Ele telefonou para Lisa e disse que *"aconteceu um milagre... não há mais nenhum indício do câncer!"*. Um segundo médico confirmou os resultados da biópsia. Lisa estava livre da doença.

Lisa atribuiu sua cura aos terapeutas alternativos e ao firme propósito de sua vida. Afirmou que a razão pela qual se tornara massoterapeuta tinha sido para enfrentar aquele momento e poder lidar com o câncer daquela maneira. Seu trabalho lhe havia permitido observar o poder dos tratamentos alternativos e, assim, ela foi capaz de seguir seu caminho, não obstante a oposição de sua família.

Lisa continua a fazer *checkups* periódicos com seus terapeutas alternativos e, atualmente, sete anos mais tarde, ela permanece livre da doença. Continua com seu trabalho de ajudar outras pessoas a se curarem e se prepara para ser professora de yoga.

Minha entrevista com Lisa corroborou a importância de se usar o canal da mente-corpo na cura. Sua intenção e confiança no tratamento, assim como o uso diário de técnicas da mente-corpo, possibilitaram à sua mente se tornar uma poderosa fonte de informações de cura. Embora tenha utilizado vários tratamentos, ela acredita que foi o trabalho da mente-corpo que a manteve motivada e num estado positivo, para que pudesse alcançar a cura.

William e o canal de energia

William vinha sofrendo de dores nas costas havia um longo tempo, com vários episódios de dor tão intensa que precisava se deitar no chão com as pernas levantadas para conseguir algum alívio. Conversas com os amigos o desencorajaram a procurar o caminho da medicina convencional.

> As histórias que ouvi de pessoas mais velhas com dor crônica na coluna me afastaram dos métodos tradicionais de cura, uma vez que eu não estava interessado em medicamentos ou cirurgia.

William achava anormais esses episódios de dor, pois era um professor universitário saudável, de 30 e poucos anos. Seu trabalho não exigia esforço físico nem ele fazia coisas que considerasse prejudicial à sua coluna.

Um amigo recomendou que ele procurasse um quiroprático; William então consultou as páginas amarelas, encontrando um nas proximidades. Depois de algumas sessões, ele começou a se sentir um pouco melhor – entretanto, a dor continuava. Essa situação perdurou por cinco anos. Havia períodos em que ele não sentia dor, seguidos de ocasionais surtos de dor intensa. William ficou desanimado, pois estava diante da possibilidade de viver com o problema, talvez pelo resto da vida.

Como um entusiasta jogador de basquete, ele participava de jogos na Associação Cristã de Moços da vizinhança. Essa era a sua forma principal de exercício e uma agradável quebra de rotina em sua ocupação de lecionar. Durante um jogo, um amigo recomendou que ele tentasse outro quiroprático. William conhecia o profissional recomendado, pois este também jogava basquete. Ele resolveu substituir seu terapeuta e começou a se tratar com o novo quiroprático.

> Imediatamente me senti melhor. Parecia que ambos usavam técnicas semelhantes, mas o segundo terapeuta, acima de tudo, ouvia com interesse à descrição que eu fazia dos sintomas e das atividades que levaram às lesões [...] eu gostava do sujeito e confiava nele.

William tem hoje mais de 50 anos. Parou de jogar basquete há cerca de 10 anos, principalmente porque seus joelhos começaram a incomodá-lo. Em vez do basquete, ele frequenta aulas regulares de ginástica e afirma:

> A minha coluna está muito melhor agora do que há 20 anos.

Alguns anos atrás, os problemas de William tomaram uma nova direção. Ele começou a desenvolver uma forte dor no pescoço e no ombro.

> Meu médico particular sugeriu que aquilo era um início de artrite e me receitou relaxantes musculares. Eles me deixavam sonolento e, além disso, eram ineficazes.

William procurou mais uma vez o quiroprático que havia tratado com sucesso da dor em suas costas, porém nessa ocasião os resultados não foram bons.

> Os exercícios de alongamento prescritos pelo meu amigo quiroprático ajudaram um pouco, mas uma dor fraca ia e vinha, estando em geral relacionada com o stress e com as horas que eu passava corrigindo as lições dos alunos.

Num seminário sobre stress, ele conversou com um massoterapeuta, segundo o qual seu problema devia estar relacionado com a tensão muscular. Eles tentaram uma massagem que se mostrou bastante eficaz, eliminando a maior parte da dor. William aprendeu que o seu corpo reagia ao stress por meio da dor e da rigidez muscular.

> Uma vez que faço meditação regularmente, daria para deduzir que eu soubesse disso, mas... é vivendo que se aprende. Portanto, acrescentei a massagem à minha rotina de caminhadas e alongamentos, e tenho sentido pouca dor nos ombros. Desde então adotei uma rotina moderada de levantamento de pesos, e a parte superior do meu corpo melhorou também por isso.

A decisão de William de usar o canal de energia, combinada com sua intenção de se curar, produziram um poderoso fluxo de informações de cura.

A experiência de William ilustra vários pontos importantes sobre a cura informacional e sobre a utilização do canal de energia. Em primeiro lugar, sua intenção de cura foi um fator determinante. Pode parecer óbvio que a dor motive uma pessoa a se curar, mas existe uma diferença significativa entre o mero controle da dor e a cura. Tenho visto muitas pessoas que tomam medicamentos para reduzir a dor e precisam urgentemente de cura. Em geral, elas respondem até mesmo a pequenos graus de recuperação. William, na verdade, queria se curar de seu problema, e não apenas camuflar os sintomas.

Em segundo lugar, ele experimentou um estado de ressonância com o segundo quiroprático. Embora ambos administrassem o mesmo tratamento, o segundo foi mais efetivo. William confiou nesse terapeuta e se conectou com ele. Esse profissional ouviu seus problemas e também tinha a intenção de curar. O paciente e o terapeuta são mais efetivos quando estão em ressonância (ver Capítulo 4) porque as informações de cura fluem mais prontamente. A ressonância pode ser algo simples, tal como confiar em seu terapeuta.

William também usou mais de uma modalidade para se curar. Além do tratamento quiroprático, ele também se exercitou e meditou para reduzir o stress. Aprendemos no Capítulo 3 que as informações devem se originar de mais de uma fonte. No caso de William, elas fluíram através do canal de energia e do canal não local. Ele também poderia ter usado o canal molecular, por meio da ingestão de alguns nutrientes e substâncias fitoterápicas, e o canal da mente-corpo, pela incorporação de uma técnica, como a imaginação ativa, às suas sessões de meditação.

Por último, William utilizou o *feedback*. A cura progrediu somente até um determinado ponto com o primeiro quiroprático. Ele percebeu isso e procurou outro profissional. Como o segundo quiroprático não conseguiu ajudá-lo em relação às dores no pescoço e no ombro, ele adicionou um massoterapeuta ao seu tratamento.

William não tinha conhecimento da cura informacional, mas usou intuitivamente várias chaves. A aplicação ampla do canal de energia foi importante em sua cura. Por meio disso, ele obteve um grau maior de cura do que quando seguiu o caminho tradicional de tratamento.

Steven e o canal molecular

Steven sobreviveu ao câncer. Sua experiência com a doença não começou com sua própria saúde, mas com a de sua esposa. Aproximadamente 30 anos antes, ela contraíra uma forma grave de câncer, com a idade de 40 anos. Para conseguir o melhor tratamento disponível, ela seguiu um plano que se apoiava exclusivamente na recomendação de seus médicos. O tratamento incluiu cirurgia, radioterapia e quimioterapia, como era normal. Steven foi forçado a ficar ao seu lado, vendo sua saúde deteriorar. O processo todo levou cerca de três anos, até ela falecer. Em minha entrevista com ele, Steven recordou aquele período:

> Aqueles três anos foram horríveis e tenho certeza de que sua morte teve um efeito negativo em nossos dois filhos pequenos.

Steven começou a ver a abordagem médica tradicional do câncer sob uma luz negativa. O fato de ter testemunhado um amigo íntimo e um vizinho sucumbirem à doença reforçou sua opinião negativa. Ambos seguiram o modelo tradicional de tratamento médico. Ambos tiveram esperança de alívio, seguida pela aceitação da mutilação e a dor intensa antes da morte.

Então, há cerca de cinco anos, Steven recebeu a temida notícia de que ele também tinha câncer. Um exame médico de rotina tinha revelado um câncer de próstata. O *checkup* incluiu um exame de sangue chamado PSA (antígeno prostático específico). O resultado indicava um nível de PSA mais alto do que o normal, o que aumentava a possibilidade de câncer. Confrontado com a perspectiva de passar pelo que a esposa e os amigos haviam passado, ele decidiu adotar uma abordagem terapêutica diferente. Primeiro, consultou um médico naturopata, com o objetivo de obter uma visão geral de sua saúde. O naturopata realizou alguns exames que indicaram a presença do tumor. O acompanhamento com seu próprio médico incluiu o toque retal e uma biópsia. Ambos foram positivos para o câncer.

Steven se via diante das mesmas decisões que haviam desafiado sua esposa e amigos. Ele também deveria se submeter à cirurgia, à radioterapia e à quimioterapia? Iria ele também sucumbir à doença, da mesma maneira que os outros?

Ele comentou essas questões:

> Num certo sentido, esse foi um acontecimento positivo porque naquele momento era a minha vida, e não o meu conselho, que serviria de exemplo para os outros se eu sobrevivesse. Não queria morrer dolorosamente, sob o cuidado de médicos, quando poderia fazer isso sozinho; por isso escolhi buscar soluções alternativas.

Steven decidiu seguir exclusivamente um plano de tratamento da medicina alternativa. Desse modo, ele sentia que tinha mais controle sobre a sua saúde.

> Eu pensei que estivesse levando uma vida saudável, uma vez que tinha parado de fumar e de beber anos antes, mas aprendi que meu organismo ainda não tinha sido purificado. Decidi me tratar nos aspectos da nutrição e da emoção.

Seu tratamento consistiu em um regime de alimentos orgânicos, sucos, nutrientes, exercícios e lavagens do cólon. Steven consome principalmente alimentos frescos e crus, comprados numa cooperativa local e cultivados organicamente numa fazenda. Eis uma amostra de seu programa nutricional:

Um naturopata recomendou o seguinte para o almoço diário: brotos de trigo sarraceno e de feijão (como forma de proteína vegetal completa), couve, salsa, coentro, cebola, alho, abacate, limão, missô (feijão cru fermentado) e algas marinhas. Esses alimentos crus são colocados no liquidificador e moídos, formando uma sopa verde e fria para o almoço.

Eis outra recomendação que eu sigo: todas as noites ponho castanhas e sementes (nozes, amêndoas, gergelim e sementes de abóbora e de girassol) de molho durante oito horas, de modo que, de manhã, as enzimas vivas possam ser liberadas. Essas castanhas e sementes são colocadas no liquidificador, juntamente com repolho cru fermentado (que é rico em flora bacteriana), alho, brotos de trigo sarraceno e de feijão, pólen de abelhas e condimentos, tais como cúrcuma, gengibre, alecrim e erva-doce.

Ele também se exercita regularmente, faz trabalho corporal semanalmente com um massoterapeuta e vai a um especialista em reiki uma vez por mês. Steven admite se sentir desanimado uma vez ou outra, mas reconhece a importância do apoio que sua companheira lhe proporciona. Ela também perdeu o marido, que faleceu de câncer, e eles mantêm juntos seu regime nutricional.

Steven continua a fazer *checkups* da próstata duas vezes por ano e também a consultar um naturopata, com a finalidade de avaliar o tumor. Atualmente, cinco anos após o diagnóstico, os níveis de PSA baixaram até um índice normal e os toques retais revelam uma próstata levemente aumentada, mas não endurecida. Durante outra entrevista de acompanhamento, Steven me revelou que dois outros amigos seus desenvolveram a doença nos últimos cinco anos. Ambos seguiram tratamentos tradicionais; ambos já faleceram.

A notável história de Steven é um grande exemplo da utilização de diversas fontes de informação como suporte para a cura. Eu reconheço seu valor por seguir um caminho próprio na busca da cura. Muitos de nós teríamos receio de adotar uma linha de ação tão diferente da abordagem médica convencional quanto ao tratamento de uma doença potencialmente tão devastadora.

Espero que o leitor compreenda que há uma grande diferença entre essas duas abordagens. A abordagem da medicina convencional no tratamento do câncer de próstata consiste essencialmente em várias formas de cirurgia para remover a próstata, seguidas de radiação e quimioterapia, com o objetivo de destruir as células cancerosas remanescentes. Os índices de sobrevida são bastante bons se o tumor estiver confinado à glândula prostática. A questão é saber se essa abordagem realmente produz a cura. Em outras palavras, se uma pessoa adotar um estilo de vida pouco saudável, a remoção de um órgão afetado pela doença representará a cura?

Cirurgia, radioterapia e quimioterapia são poderosas fontes de informação. Todas atuam por meio da destruição de células e tecidos. Embora essa abordagem possa ser muito benéfica na eliminação de células tumorais, o paciente também deve considerar que ele precisa se curar com o tratamento.

Se examinarmos o caso de Steven, relacionado à cura informacional, veremos que, em primeiro lugar, ele não acreditava na abordagem médica tradicional. Ele tinha um forte propósito e intenção de se curar, porém pouca fé na cirurgia, na radiação e em medicamentos potentes. A crença num tratamento é uma parte importante da cura. A crença fortalece a intenção de cura e ajuda a aumentar o fluxo de informações de cura através do canal da mente-corpo.

Steven fez amplo uso do canal molecular. Todos os alimentos orgânicos, os nutrientes e a purificação do organismo (para que os nutrientes possam ser absorvidos) proporcionam uma boa fonte de informações moleculares ao seu corpo. Além da diminuição do tumor, Steven está usufruindo de um estilo de vida mais saudável.

A crença de Steven num Criador ajuda as informações de cura não locais a fluírem de uma fonte mais elevada. Ele também se submete a tratamentos regulares com reiki. Os mestres em reiki são excelentes fontes de informações não locais. Eles agem como instrumentos para o fluxo de informações não locais, vindas diretamente do campo de informações.

As visitas regulares de Steven a um massoterapeuta e a um quiroprático representam seu uso do canal de energia. A energia mecânica proporcionada por um terapeuta habilidoso pode igualmente constituir uma poderosa fonte de informações de cura.

O tratamento de Steven abrange muitas das chaves da cura informacional. Ele utiliza todos os canais de informação, obtém *feedback* por meio de *checkups* periódicos e cultiva uma significativa intenção de se curar.

Cada uma das histórias descritas anteriormente oferece elementos valiosos para a compreensão do mecanismo subjacente à cura. Em cada caso vemos um intenso propósito e intenção. Podemos observar ainda a aplicação de fontes de informação e a ideia de que a cura é um processo que deve ser apoiado pela informação. Essas pessoas conheceram a entropia sob a forma de uma doença. As causas por trás da doença talvez tenham sido informações genéticas defeituosas, escolhas de estilos de vida ou colapso mecânico de sistemas orgânicos. Qualquer que fosse a causa, cada uma dessas pessoas precisava encontrar uma maneira de reduzir a entropia e orientar o corpo na direção da organização. A informação é a única coisa que reduz a entropia.

O processo de cura informacional precisa de suporte. Como o pastor disse a Tracy, você pode perder a cura se perder o seu apoio. Quando a entropia progride até um ponto avançado, como no câncer, uma grande quantidade de informações será necessária para dar suporte ao corpo.

Espero que esses casos inspirem você a usar o sistema de cura informacional em sua própria cura. Estou convencido de que todos eles contribuíram para a minha inspiração e continuam a fazê-lo.

CAPÍTULO 13

O FUTURO DA CURA INFORMACIONAL

Será que a medicina convencional e a alternativa, dois sistemas díspares, com grandes diferenças filosóficas, poderão algum dia ser totalmente unificadas? Os pacientes terão, em algum momento, a oportunidade de se beneficiar de um sistema que abranja todos os canais de cura? Estou convencido de que um sistema desse tipo é possível e será mais provável que se desenvolva, tendo, em seu âmago, uma teoria universal da cura. Essa teoria integrará novas ideias, baseadas em nossa compreensão fundamental do universo. Ela irá definir a cura de uma maneira compatível com todos os sistemas de tratamento.

Nosso sistema de saúde atual apresenta uma abordagem desarticulada da cura. Em muitos casos, as terapias são direcionadas para a redução da dor ou para o controle de sintomas, revelando pouca preocupação com a cura real. Isso parece ocorrer mais no caso de doenças crônicas, como artrite e afecções cardíacas. Contudo, há sinais indicativos de que essa situação começa a mudar. O fluxo da maré pode estar se invertendo, uma vez que se evidencia uma crescente demanda por terapias alternativas. As raízes dessa mudança não foram lançadas pela comunidade médica, mas por você e por mim, os consumidores.

Durante anos, muitos de nós estivemos conscientes da existência de terapias alternativas e também muitos as usaram para ajudar na cura. Parecia haver algo como um movimento subterrâneo, no sentido da adoção desses tratamentos. Esse movimento ocorreu sem que a corrente dominante da medicina mostrasse interesse. Essa situação perdurou até que o dr. David Eisenberg, médico e pesquisador da Faculdade de Medicina de Harvard, publicasse um estudo sobre o uso da medicina alternativa que chocou a comunidade médica. Esse estudo foi publicado na consagrada revista médica *New England Journal of Medicine*, em 1993.[1] O que mais surpreendeu nos resultados foi o fato de que um entre três norte-americanos usava na época algum tipo de tratamento alternativo. A quantidade de consultas com terapeutas alternativos era tão elevada que excedia o número de consultas a médicos! Isso representava um gasto de cerca de 13 bilhões de dólares com a medicina alternativa anualmente. A revolução subterrânea foi assim exposta.

O governo norte-americano também deu um grande passo quando, em 1991, o Congresso reuniu fundos para a formação de um centro de medicina alternativa, o qual estaria subordinado ao Instituto Nacional de Saúde. O centro teve um início humilde, com uma verba de aproximadamente 2 milhões de dólares; valor muito pequeno se comparado com os bilhões investidos em pesquisa médica. Contudo, ele acabou crescendo e se transformando numa estrutura formidável, hoje conhecida como National Center for Complementary and Alternative Medicine (NCCAM), com uma verba anual de cerca de 120 milhões de dólares.

O movimento para a aceitação da medicina alternativa cresceu e ela é agora chamada de "medicina integrativa". O NCCAM define a medicina integrativa como a medicina convencional, combinada com terapias alternativas que estão apoiadas em pesquisas científicas. O crescimento da medicina integrativa é evidenciado pelo número crescente de clínicas e hospitais que oferecem tratamentos alternativos.

Atualmente, muitas faculdades de medicina oferecem em seus currículos algum tipo de curso de medicina alternativa; entre elas estão as prestigiadas faculdades de Harvard, Johns Hopkins e Yale. Segundo um relatório do NCCAM, mais da metade das 125 faculdades de medicina dos Estados Unidos oferece hoje algum tipo de instrução em medicina alternativa.[2] Isso ocorreu como resultado da demanda pública por esses serviços, a qual parece continuar a crescer. Um estudo recente, que avaliou o uso de terapias alternativas nos Estados Unidos, descobriu que aproximadamente 62% de todos os norte-americanos se submeteram a alguma modalidade de terapia alternativa num período de 12 meses.[3] O tratamento mais usado foi a oração para a cura. Porém, ainda 43% das pessoas responderam que adotavam tratamentos alternativos quando a oração foi suprimida do questionário. A revolução não era somente imensa, mas atingia proporções cada vez maiores.

Os sinais da demanda por terapias alternativas são encontrados por toda parte. Ligue a televisão e você verá comerciais que louvam os benefícios das vitaminas e dos remédios fitoterápicos. Um número crescente de artigos sobre tratamentos alternativos, publicados em jornais e revistas, competem por nossa atenção. Os profissionais ligados à medicina alternativa continuam a se multiplicar. Até mesmo as farmácias de bairro têm prateleiras repletas de remédios alternativos.

A maré está de fato mudando, porém essa mudança ocorre lentamente dentro da comunidade médica. A aceitação da medicina alternativa apenas começa a atingir o nível da população em geral. Estive envolvido nessa revolução desde o início. Pude observar certas mudanças, mas ainda há um longo caminho a percorrer. Segundo minha perspectiva, a de um terapeuta que trabalha isoladamente numa cidade de dimensões médias no centro-oeste norte-americano, eu ainda enfrento resistência e animosidade pelo fato de oferecer tratamentos alternativos. Vejo algumas grandes instituições adotarem algumas terapias alternativas, mas elas estão geralmente sob a rigorosa jurisdição da comunidade médica. Por exemplo, certa instituição da minha região contratou um quiroprático para fazer parte de uma equipe de profissionais que inclui médicos, cirurgiões e fisioterapeutas. Mas os pacientes devem passar por tratamentos com médicos e fisioterapeutas antes de consultar o quiroprático.

Em uma das minhas entrevistas com terapeutas alternativos, Lori, uma massoterapeuta, relatou a história de um de seus clientes. Era um homem que havia caído da escada de mão, enquanto limpava a calha de sua casa. Ele fraturara várias vértebras, sendo que uma fora completamente esmagada. Na sequência, ele se tratou com diversos médicos e fez muitas sessões de fisioterapia. Embora a coluna fraturada tivesse se recuperado, como ocorre com a maioria das fraturas, ele continuava com uma dor incapacitante e recebera alta nesse estado.

Então um dos seus amigos recomendou que ele procurasse um massoterapeuta, o que o levou até Lori. Ele deu início a tratamentos semanais e, depois de cerca de um ano, a dor diminuiu, chegando a um nível bastante baixo, e seus movimentos melhoraram drasticamente. Ele também reduziu o uso de analgésicos e conseguiu retomar muitas das atividades que era incapaz de realizar quando começara o tratamento com massagem.

A questão é que esse homem foi liberado pelo sistema médico, sem qualquer menção a alguma terapia alternativa que pudesse ajudá-lo. Era como se aquilo que fora proporcionado do ponto de vista médico constituísse o único tratamento disponível. Quando esse tratamento não resolveu o problema, ele foi liberado e precisou lidar com a dor somente com medicamentos. Já ouvi esse tipo de história numerosas vezes. Com frequência, os pacientes tomam a iniciativa de procurar os meus serviços profissionais, não porque um médico os encaminhou, mas porque estavam insatisfeitos com o tratamento e decidiram tentar alguma outra coisa, como último recurso. Muitos dos terapeutas que conheço têm histórias semelhantes para contar.

O lado da equação representado pela medicina alternativa também não está isento de falhas. Numerosos terapeutas contribuem igualmente para a separação entre os sistemas. Alguns não encaminham os pacientes para médicos que os ajudariam a tratar doenças que se resolveriam com cuidados especializados. Outros declararam guerra à medicina moderna. Fui a congressos e seminários em que tudo, desde vacinas até cirurgias e analgésicos, era rejeitado como sendo prejudicial e perigoso para a saúde. Em resumo, os milhões de pacientes que se beneficiaram ao longo do tempo com esses tratamentos não eram levados em consideração.

Uma ponte entre os sistemas

Há ainda um longo caminho a percorrer até que ambos os lados possam trabalhar juntos. O problema, segundo minha visão, é a falta de uma base comum. Um lado descreve a cura em termos de estudos científicos, que se concentram em tópicos, tais como estatística, bioquímica e cirurgia. O outro descreve a cura em termos de energia, força vital, *chi* e casos clínicos individuais. Qual dos lados está certo? Em minha opinião, ambos estão. Ambos contêm verdades em seus princípios e crenças. Tudo que precisam é de uma ponte que os una, de modo que possam se comunicar e atuar em conjunto.

Essa ponte é a informação. Se a cura for realmente vista como uma troca de informações, ambos os lados dispõem de uma base comum sobre a qual podem se apoiar ao mesmo tempo. Todos os profissionais da área da saúde podem trabalhar com os diversos canais, visando proporcionar um sistema de cura mais completo. Modalidades aparentemente incompatíveis, como o chi gong e a farmacologia, estarão fundamentadas num princípio comum a ambas. O chi gong, por exemplo, age por meio da manipulação da energia vital. Essa energia, em essência, é a informação transferida através do canal não local.

Vimos que os medicamentos também contêm informações de cura, que são transferidas por meio do canal molecular. Se mais canais forem usados para fornecer informações, talvez menos medicamentos sejam necessários. Quanto maior o número de canais utilizados, menos contribuições de cada um deles serão necessárias como fontes de informação.

Os terapeutas que compreendem a cura informacional conseguem comunicar-se mais facilmente um com o outro, pois consideram todas as modalidades de cura como manifestações de um mesmo processo subjacente. A cura, como troca de informações, deveria ser abordada *tanto* nas faculdades de medicina convencional *como* nas alternativas. Nesse caso, talvez surgissem especialidades nas quais os profissionais aprendessem a usar uma variedade de modalidades associadas a um canal de informação. Haveria aqueles que usariam somente a cura não local ou aqueles que usariam somente o canal de energia, e assim por diante. Essa abordagem informacional da cura poderia até mesmo ser colocada à disposição dos pacientes pelo do sistema atual.

O sistema médico em vigor tem um longo caminho a percorrer até adotar uma abordagem como essa, mas isso não está completamente fora de questão. Uma vez que haja uma base comum a partir da qual se possa unificar todas as abordagens de cura, será pelo menos possível prosseguir de um modo unificado. Tenho esperança de que, algum dia, trabalharemos todos juntos no desenvolvimento de sistemas de cura baseados no fluxo de informações.

Acredito que ouviremos no futuro conversas entre médicos e terapeutas alternativos em que eles usarão termos como medicamentos, *chi*, cirurgia e ervas. A diferença entre esses diálogos futuros e os que ouvimos no presente é o fato de que ambos os profissionais estarão realmente *compreendendo um ao outro*. Todos os elementos da cura serão vistos como transferências de informações através de canais, e todos serão considerados partes valiosas de um programa de cura. Os sistemas estarão totalmente unidos para proporcionar o melhor que ambos têm a oferecer.

À medida que a ciência avançar rumo a uma melhor compreensão da matéria e da energia, em termos de informação, a cura se manifestará como resultado. Já existem sinais de que essa realidade se aproxima.

NOTAS

Capítulo 1: O Dia dos Cadáveres

1. Schrödinger, 1967.

Capítulo 2: Estruturas e Canais de Informação

1. Laszlo, 2004.
2. Akimov *et al.*, 1996.
3. Sheldrake, 2006.
4. Goswami, 2004.

Capítulo 4: Ressonância entre os Relacionamentos Curativos

1. Cherry, 2003.

Capítulo 5: O Misterioso Canal Não Local

1. Browne, 2004.
2. Dossey, 1997.
3. Peat, 1997.
4. Schmidt, 1970.
5. Schmidt, 1971.
6. Jahn e Dunne, 1987.
7. Nelson *et al.*
8. *Ibid.*
9. Crawford, 2003.
10. Nash, 1984.
11. Grad *et al.*, 1961.
12. Braud e Schlitz, 1991.
13. Jahn *et al.*, 1997.

Capítulo 6: A Utilização do Canal Não Local

1. Benson, 1975.
2. Orme-Johnson, 2001.
3. Dillbeck *et al.*, 1981.
4. Mearns, 2005.

Capítulo 7: O Canal da Mente-Corpo

1. Edelman e Tononi, 2000.
2. Putnam, 1987.
3. Dembrowski e Gurin, 1993.
4. Goodkin, 1986.
5. Schleifer *et al.*, 1983.
6. United States Dept. of Health, Education and Welfare, 1974.
7. Karasek *et al.*, 1982.
8. Bergrugge, L.M., 1982. Bruhn *et al.*, 1974. Karasek *et al.*, 1988. Schnall *et al.*, 1992 (3), 1990.
9. Idler e Kasl, 1991.
10. Rossi, 1986.
11. *Ibid.*

Capítulo 9: O Canal Molecular

1. Null *et al.*, 2005.
2. Alastair *et al.*, 1998.
3. Zuger, 1999.
4. Pert, 2003.
5. Rosenblum, 2005.
6. Hirshon, 2006.

Capítulo 10: O Canal de Energia

1. Becker, 1985.
2. Becker, *ibid*, p. 71.
3. Becker, *ibid*, p. 257.
4. Fröhlich, 1968.
5. Chen *et al.*, 1998.
6. Harlow *et al.*, 2004.
7. Eccles e Price, 2003.
8. *Ibid.*
9. Null, 2005.
10. Fourie *et al.*, 1992. Hurley *et al.*, 2001. Johnson *et al.*, 1999, 2001. Zizic, 1995.
11. Mester *et al.*, 1985.
12. Marovino, 2004.
13. American Chiropractic Association, 2005.

Capítulo 13: O Futuro da Cura Informacional

1. Eisenberg *et al.*, 1993.
2. National Center for Complementary and Alternative Medicine, 2001.
3. Barnes *et al.*, 2004.

REFERÊNCIAS BIBLIOGRÁFICAS

Akimov, A.E. e G.I. Shipov, *Torsion fields and their experimental manifestations*. Proceedings of International Conference: New Ideas in Natural Science, 1996. URL: http://www.eskimo.com/~billb/freenrg/tors/tors.html.

American Chiropractic Association. Recuperado em 11/3/05 no website: http://www.amerchiro.org/media/whatis/history_chiro.shtml.

Barnes, P.M., E. Powell-Griner, K. McFann, e R.L. Nahin. Complementary and alternative medicine use among adults: United States, 2002. Adv. Data, 27 de maio de 2004, (343): 1-19.

Becker, R.O. *The body electric*. (1985). Nova York: William Morrow & Co.

Benson, H. *The relaxation response*. (1975). Nova York: William Morrow & Co.

Bergrugge, L. M. (1982). "Work satisfaction and physical health." *J. Community Health*, 7: 262-83.

Braud, W.G. e M.J. Schlitz. (1991). "Consciousness interactions with remote biological systems: Anomalous intentionality effects." *Subtle Energies: An Interdisciplinary Journal of Energetic and Informational Interactions*, 2: 1-46.

Browne, M.W. "Signal travels farther and faster than light." Recuperado em 11/11/04 no website: http://www.cebaf.gov/news/internet/1997/spooky.html.

Bruhn, J. G., A.Paredes, C. A. Adsett e S.Wolf. (1974). "Psychological predictors of sudden death in MI." *J. Psychosom. Res.*, 18: 187-91.

Chen, L., J.Tang, P.F. White *et al*. (1998). "The effect of location of transcutaneous electrical nerve stimulation on postoperative opioid analgesic requirement; Accupoint versus nonaccupoint stimulation." *Anesth Analg*, 87: 1129-34.

Cherry, N.J. (2003). "Human intelligence: The brain, an electromagnetic system synchronised by the Schumann Resonance signal." *Medical Hypotheses*, 60(60): 843-4.

Crawford, C. *et al*. (2003). "Alterations in random event measures associated with a healing practice." *Journal of Alternative and Complementary Medicine*, 9: 345-53.

Dembrowski, T. (1993). *In* Goleman, D. e J.Gurin, orgs. *Mind body medicine*. Nova York: Consumer Reports Books, p. 69.

Dillbeck, M., G. Landrith e D. Orme-Johnson. (1981). "The Transcendental Meditation program and crime rate change in a sample of forty-eight cities." *Journal of Crime and Justice*, 4: 25-45.

Dossey, L. (1997). "The forces of healing: Reflections on energy, consciousness, and the Beef Stroganoff Principle." Recuperado no website: http://www.twm.co.nz/dossey1.html.

Eccles, N. K. e D. Price. (2003). "A survey to determine the effectiveness of *LegCare* on swollen and painful legs." www.magnopulse.com.

_____. (2003). "A survey to determine the long-term effects of *LadyCare* static magnets on dysmenorrhoea (period pain)." www.magnopulse.com.

Edelman, G. M. e G. Tononi. (2000). *A universe of consciousness*. Nova York: Basic Books.

Eisenberg, D. M., R. C. Kessler, C. Foster, F. E. Norlock, D. R. Calkins e T. L. Delbanco. (1993). "Unconventional medicine in the United States. Prevalence, costs, and patterns of use." *New England Journal of Medicine*, 28 de Janeiro, 328(4): 246-52.

Fourie *et al.* (1992). "Stimulation of bone healing in new fractures of the tibial shaft using interferential currents." *Physiotherapy Research International*, 2(4): 255-68.

Fröhlich, H. (1968). "Long range coherence and energy storage in biological systems." *International Journal of Quantum Chemistry*, 2: 641-9.

Goodkin, K. (1986). *In* Wood, C. "Cancer: the mind matters – influence of cancer patients' attitudes." *Psychology Today*, novembro.

Goswami, A. (2004). *The quantum doctor*. Charlottesville, VA: Hampton Roads Publishing, p. 98.

Grad, B. *et al.* (1961). "An unorthodox method of treatment on wound healing in mice." *International Journal of Parapsychology*, v3: 5-24.

Harlow, T., C. Greaves, A. White, L. Brown, A. Hart e E. Ernst. (2004). "Randomised controlled trial of magnetic bracelets for relieving pain of osteoarthritis of the hip and knee." *British Medical Journal*, 329(7480): 1450-4.

Hirshon, J. M. (2006). "Mortality from herbs." Recuperado em 12/1/05 no website: http://www.emedicine.com/EMERG/topic449.htm.

Hurley *et al.* (2001). "Interferential therapy electrode placement technique in acute low back pain: a preliminary investigation." *Arch Phys Med Rehabilitation*, 82: 485-93.

Idler, E. L. e S. Kasl. (1991). "Health perceptions and survival: do global evaluations of health status really predict mortality?" *Journal of Gerontology*, 46: S55-S65.

Jahn, R., B. Dunn e R. Nelson. (1987). "Engineering anomalies research." *Journal of Scientific Exploration*, 1: 21-50.

Jahn, R. *et al.* (1997). "Correlations of random binary sequences with prestated operator intention: A review of a 12-year program." *Journal of Scientific Exploration*, 11: 345-67.

Johnson *et al.* (2002). "A single-blind placebo-controlled investigation into the analgesic effects of interferential currents on experimentally induced ischemic pain in healthy subjects." *Clinical Physiol & Func Im.*, 187-96.

Johnson *et al.* (1999). "A double-blind placebo-controlled investigation into the analgesic effects of interferential current (IFC) and transcutaneous electrical nerve stimulation

(TENS) on cold induced pain in healthy subjects." *Physiotherapy Theory and Practice*, 15: 217-33.

Karasek, R. A., T. G. Theorell, J. Schwartz, C. Pieper e L. Alfredsson. (1982). "Job, psychosocial factors and coronary heart disease." *Adv. Cardiol.*, 29: 62-7.

Karasek, R. A., T. Theorell, J.E. Schwartz et al. (1988). "Job characteristics in relation to the prevalence of myocardial infarction in the U.S. Health Examination Survey (HES) and the Health and Nutrition Examination Survey (HANES)." *American Journal of Public Health*, 78(8): 910-18.

Laszlo, E. (2004). *Science and the Akashic Field*. Rochester, NY: Inner Traditions, 50. [*A Ciência e o Campo Akáshico*, publicado pela Editora Cultrix, São Paulo, 2008.]

Marovino, T. (2004). "Cold lasers in pain management." *Practical Pain Management*, setembro/outubro.

Mearns, J. (2005). "The social learning theory of Julian Rotter." Recuperado em 20/11/04 no website: http://psych.fullerton.edu/jmearns/rotter.htm.

Mester, E., A. F. Mester e A. Mester. (1985). "Lasers." *Surg Med*, 5: 31-9.

Nash, C.B. (1984). "Test of psychokinetic control of bacterial mutation." *Journal of the American Society for Psychical Research*, 78(2): 145-52.

National Center for Complementary and Alternative Medicine. (2001). "Report: Can alternative medicine be integrated into mainstream care?" Recuperado em 15/6/06 no website: http://nccam.nih.gov/news/pastmeetings/012301/#4.

Nelson, R. D., B. J. Dunne e R. G. Jahn. *An REG experiment with large database capability, III: Operator related anomalies* (Technical note PEAR 84003. Princeton Engineering Anomalies Research). Princeton, NJ.

Null, G. "Biomagnetic healing." Recuperado em 15/3/05 no website: http://www.garynull.com/Documents/magnets.htm.

Null, G., C. Dean, M. Feldman, D. Rasio e D. Smith. "Death by medicine, Part 1." Recuperado em 23/2/05 no website: http://creativehealth.netfirms.com/death_by_medicine.shtml.

Orme-Johnson, D. (2001). "Summary of scientific research on The TRANSCENDENTAL MEDITATION and TM-SIDHI® Programs." Recuperado em 12/12/04 no website: http://www.tm.org/research/summary.html.

Peat, F. D. (1997). "An interview with David Bohm." Recuperado em 2/3/05 no website: http://www.fdavidpeat.com/interviews/bohm.htm.

Pert, C. B. (2003). *Molecules of emotion*. Nova York: Scribner, p. 322.

Putnam, F. (1987). "Psychoneuroimmunology." *Noetic Sciences*, 4: 4.

Rosenblum, M. "Vitamin toxicity." Recuperado em 25/2/05 no website: http://www.educationplanet.com/search/cache?url=http://www.emedicine.com%2Femerg%2Ftopics638.htm.

Rossi, E. L. (1986). *The psychobiology of mind-body healing*. Nova York: W.W. Norton & Co., p.16.

Schleifer, S. J., S.E. Keller, M. Camerino, J. C. Thornton e M. Stein. (1983). "Suppression of lymphocyte stimulation following bereavement." *Journal of the American Medical Assn.*, 250: 374-7.

Schmidt, H. (1970). "Quantum-mechanical random-number generator." *Journal of Applied Physics*, 41: 462-8.

Schmidt, H. (1971). "Mental influence on random events." *New Scientist and Science Journal*, 24 de junho, 757-68.

Schnall, P. L., P. A. Landsbergis, C. F. Pieper, J. Schwartz, D. Dietz, W. Gerin, Y. Schlussel, K. Warren e T. G. Pickering. (1992). "The impact of anticipation of job loss on worksite blood pressure." *American Journal of Industrial Mededicine*, 21: 417-32.

Schnall, P. L., P. A. Landsbergis, J. E. Schwartz, K. Warren, e T. G. Pickering. (1992). "The relationship between job strain, ambulatory blood pressure and hypertension." Apresentado no Ninth International Symposium on Epidemiology in Occupational Health, Cincinnati, OH.

Schnall, P. L., C. Pieper, J. E. Schwartz, R. A. Karasek, Y. Schlussel, R. B. Devereux, A. Ganau, M. Alderman, K. Warren e T. G. Pickering. (1990). "The relationship between 'job strain', workplace diastolic blood pressure, and left ventricular mass index: Results of a case-control study." *JAMA*, 263: 1929-35. Também, carta ao editor. *JAMA*, 1992, 267: 1209.

Schnall, P. L., J. E. Schwartz, P. A. Landsbergis, K. Warren e T. G. Pickering. (1992). "The relationship between job strain, alcohol and ambulatory blood pressure." *Hypertension*, 19: 488-94.

Schrödinger, E. (1967). *What is Life?* Cambridge, Grã-Bretanha: Cambridge University Press, 71.

Sheldrake, R. "Morphic fields and morphic resonance, an introduction." Recuperado em 21/1/06 no website: http://www.sheldrake.org/papers/Morphic/morphic_intro.html.

United States Dept. of Health, Education and Welfare. (1974). *Work in America; Report of a Special Task Force to the Secretary of Health, Education and Welfare*. Cambridge, MA: MIT Press.

Wood, Alastair, J. J. *et al.* (1998). "Making medicines safer – the need for an independent drug safety board." *New England Journal of Medicine*, 17 de dezembro, vol.339, n° 25: 1851-4.

Zizic, T. M. (1995). "Treatment of osteoarthritis of the knee with pulsed electrical stimulation." *Journal of Rheumatology*, 22: 1757-61.

Zuger, A. "Fever pitch: Getting doctors to prescribe is big business." *New York Times*, 11/1/99, pp. A1, A13.

GLOSSÁRIO

Acetilcolina: Neurotransmissor secretado primariamente pelo sistema nervoso parassimpático.

Adaptógenos: Classe de substâncias fitoterápicas que ajudam o corpo a se "adaptar" a estímulos como o stress.

ADH: Hormônio antidiurético. Um hormônio secretado pelo lóbulo posterior da glândula pituitária e que causa retenção de líquidos.

Antidepressivos tricíclicos: Classe de medicamentos antidepressivos que afetam a função dos neurotransmissores no cérebro. Exemplos incluem: imipramina, nortriptilina e amitriptilina.

ATP: Trifosfato de adenosina. Importante molécula na fisiologia humana, responsável pelo armazenamento de energia. O ATP armazena energia em virtude de sua ligação com os fosfatos de alta energia.

Autoeficácia: A crença de uma pessoa de que será bem-sucedida numa tarefa.

Basófilo: Um tipo de célula branca do sangue, que apresenta grandes grânulos. Os basófilos são importantes como mediadores das inflamações e liberam histamina e heparina. A histamina é um vasodilatador cuja função é levar mais sangue a uma área, enquanto a heparina é um anticoagulante.

Bioflavonoides: Classe de substâncias nutricionais que têm efeito anti-inflamatório.

Biomoléculas: Moléculas que contêm carbono, encontradas nos sistemas vivos.

Bloqueadores dos canais de cálcio: Classe de drogas que inibem a ação dos canais de cálcio nas células. Bloqueadores dos canais de cálcio conhecidos incluem verapamil, bepridil, felodipina e nimodipina. Sua ação reduz a sobrecarga cardíaca.

Carminativos: Classe de substâncias fitoterápicas que estimulam o trato digestivo. Exemplos incluem: camomila, gengibre, erva-doce e hortelã-pimenta.

Citocromo c: Uma proteína capaz de transferir elétrons num sistema energético da célula, conhecido como "cadeia transportadora de elétrons".

Citoquinas: Uma série de substâncias secretadas pelas células do sistema imunológico e cuja ação é ativar as células brancas do sangue e atacar os patógenos.

Coenzima: Substância orgânica que se combina com uma proteína para formar uma enzima ativa. Muitas vitaminas atuam como coenzimas.

Colagogos: Classe de ervas cuja função é estimular a produção e o fluxo da bile. Exemplos incluem: dente-de-leão, bardana, alcachofra, *leptandra (black root)* bérberis e inhame.

Corrente de lesão: Correntes elétricas muito pequenas (microcorrentes) que são emitidas por tecidos lesados.

Cromóforos: Substâncias que absorvem energia eletromagnética sob a forma de luz.

Demulcentes: Classe de ervas que agem como uma barreira protetora nas membranas. Os demulcentes são tipicamente usados no trato digestivo ou respiratório, e têm um efeito calmante. Eles incluem: linhaça, malva-branca *(Althaea officinalis)*, olmo vermelho (*Ulmus rubra*), cabelo de milho e confrei.

Dor miofascial: Dor que ocorre nos músculos e nas fáscias associadas a eles.

Encefalinas: Classe de substâncias químicas moduladoras da dor, que atuam como neurotransmissores e hormônios. As encefalinas produzem analgesia na dor aguda.

Endorfinas: Classe de substâncias químicas moduladoras da dor, que atuam como neurotransmissores ou hormônios. A ação das endorfinas faz diminuir a dor crônica.

Entropia: Medida de diminuição do calor de um sistema. Também, a medida de desordem de um sistema.

Enzimas: Moléculas que têm a função de facilitar uma reação química ao reduzir a energia de ativação da reação.

Epinefrina: Neurotransmissor ou hormônio secretado pelo sistema nervoso simpático. Importante para induzir a reação de luta ou fuga.

Esteroides: Classe de hormônios lipossolúveis.

Fatores estimuladores de colônias: Uma série de substâncias semelhantes a hormônios que promovem o crescimento das células sanguíneas na medula óssea.

Flutuações do vácuo quântico: Também conhecida como "energia do ponto zero", é a produção de pares de partículas e antipartículas no vácuo espacial.

Força eletromagnética: Uma das quatro forças fundamentais na natureza. O fóton é a partícula mediadora desta força.

Fotólise: Processo de dissociação de compostos químicos provocada pela luz.

Interferon: Classe de proteínas do sistema imunológico capazes de atacar patógenos, tais como células cancerosas, e estimular outras células do sistema imunológico. Os interferons pertencem a um grupo de proteínas chamadas de "citoquinas", sendo também conhecidos como modificadores das respostas biológicas.

Interleucinas: Classe de proteínas do sistema imunológico que modificam as respostas imunológicas. As interleucinas pertencem a um grupo de proteínas chamado de "citoquinas", sendo também conhecidas como modificadores das respostas biológicas.

LASER: Acrônimo para *Light Amplified by Stimulated Emission of Radiation* (Amplificação da Luz por Emissão Estimulada de Radiação). Um *laser* produz luz num comprimento de onda específico, sem variações de fase, conhecida como "luz coerente".

Liberação somatoemocional: Uma técnica de relaxamento muscular baseada na premissa de que as restrições musculares abrigam problemas emocionais.

Manipulação: A arte de fornecer força mecânica, com o objetivo de mover tecidos do corpo. Um dos métodos mais populares, conhecido como "manipulação quiroprática", movimenta as articulações do corpo pelo uso de golpes de alta velocidade e baixa amplitude.

Mantra: Uma palavra ou sílaba usada na prática da meditação para facilitar a concentração.

Metaverso: Segundo Laszlo, o metaverso é o universo-mãe, a partir do qual o nosso presente universo se desenvolveu.

Microcorrente: Uma corrente muito pequena na escala de microamperes.

Micro-ondas: Ondas eletromagnéticas com comprimento entre 0,001 e 0,3 metro.

Modelo-padrão: Em física, o modelo usado para descrever os componentes fundamentais da matéria e suas interações.

Modificadores de resposta biológica: Categoria de substâncias biológicas, chamadas às vezes de "agentes biológicos", que têm por alvo células específicas para obter uma resposta.

Não esteroide: Classe de hormônios não lipossolúveis.

Neuralgia: Dor que se origina nos nervos.

Neurodermatite: Doença cutânea que produz pontos de descamação e coceira.

Neuroendócrino: Termo usado para descrever os sistemas nervoso e endócrino. Uma vez que esses sistemas estão intimamente ligados, o termo se refere à descrição de processos comuns a ambos.

Neuropeptídeos: Moléculas de proteína que atuam como neurotransmissores ou como hormônios.

Neurotransmissor: Substância secretada por células do sistema nervoso (neurônios) para a comunicação com outras células do mesmo sistema.

Norepinefrina: Proteína que atua tanto como hormônio quanto como neurotransmissor. A norepinefrina é importante como mediadora da reação (de luta ou fuga) do sistema nervoso simpático.

NSAID: Acrônimo do termo em inglês para anti-inflamatórios não esteroides.

Placebo: Uma substância inerte.

Pontos gatilhos: Nódulos rígidos e doloridos, localizados nos músculos. Acredita-se que ocorram devido à falta de fluxo sanguíneo (isquemia), e podem irradiar dor para outras partes do corpo.

Porfirinas: Moléculas que têm estrutura em anel e atuam no sangue e no sistema respiratório.

Potencial transmembrana: Diferença de potencial elétrico (voltagem) entre a parte interna e a externa de uma célula.

Probabilidade: Medida da possibilidade de ocorrência de um acontecimento.

Produtos biológicos: Uma classe de substâncias que se equiparam a substâncias encontradas no corpo humano. Exemplos incluem anticorpos, material genético, citoquinas, proteínas e vacinas. Os produtos biológicos são regulados nos Estados Unidos pelo Food and Drug Administration (FDA).

Psiconeuroimunologia: Um ramo da psicologia que estuda a cura da mente-corpo.

Quarks: Blocos de construção subatômicos da matéria. Os quarks ocorrem em seis tipos na natureza, conhecidos como "sabores": *up, down, strange, top, bottom* e *charm*.

Radicais livres: Moléculas reativas que contêm um elétron ímpar. Os radicais livres causam danos celulares pela retirada de elétrons de moléculas localizadas em tecidos do corpo.

Reiki: Desenvolvido por Mikao Usui, no Japão, o reiki é um sistema de cura que usa a energia vital universal. A energia é transferida do terapeuta para o paciente.

Relatividade: Teoria criada por Albert Einstein, a qual afirma que as leis da física são as mesmas para qualquer quadro de referência com movimento uniforme.

Relaxamento muscular progressivo: Técnica pela qual os grupos de músculos são contraídos e relaxados, com o objetivo de reduzir a tensão.

Ritmos circadianos: Ciclos naturais de vigília e sono.

RNA: Ácido ribonucleico. O RNA é importante na transferência das informações do DNA para o restante da célula e para as outras células do corpo.

Sensitivo: Uma pessoa extremamente sensível, que é capaz de vivenciar fenômenos extrassensoriais. Usada em experiências com a percepção extrassensorial (PES).

Síndrome de adaptação geral: Descrita pela primeira vez por Hans Selye na década de 1920, a Síndrome de Adaptação Geral (SAG) constitui uma reação em três estágios a um estímulo ameaçador. Os três estágios são: alarme, resistência e exaustão.

Síndrome do túnel do carpo: Doença degenerativa, conhecida como "neuropatia periférica", que envolve o nervo mediano. Causa dor, insensibilidade e formigamento nas mãos e dedos.

Singularidade: Uma região do espaço-tempo de densidade infinita.

Sistema nervoso simpático: Uma divisão do sistema nervoso autônomo, que induz a reação de luta ou fuga.

Teorema de Bell: Um teorema proposto por J. S. Bell, no qual afirmava que os resultados dos experimentos envolvendo o paradoxo EPR (Einstein, Podolski e Rosen) não podiam ser compreendidos em termos de localidade. De acordo com o teorema, a ação quântica ocorre de modo não local.

Teoria das Cordas: Uma teoria da física que descreve a unidade fundamental de toda a matéria e energia como minúsculas cordas vibratórias unidimensionais.

Teoria de Bohm: Também conhecida como Teoria da Ordem Implicada, indica que existe uma conexão mais profunda entre todas as coisas do universo. Segundo David Bohm, pode haver uma realidade mais profunda ou uma interligação que explica os eventos quânticos não locais.

Tratamento multimodal: O que usa mais de um processo ou modalidade de cura.

Vipassana: Um tipo de meditação caracterizado pela percepção da natureza verdadeira de todas as coisas.

Vitalismo: Uma filosofia caracterizada pela existência de uma força vital em todas as coisas vivas.

Xamã: Um pajé ou curandeiro que obtém seu poder a partir do mundo espiritual.